Sophie Schlogel Delafon

# détox

## Retrouvez forme et vitalité !

13 programmes sur mesure

MANGO BIEN-ÊTRE

# Sommaire

# 1

# Comprendre la détox

Face à tous ces maux, petits et grands, qui nous compliquent l'existence, nous sommes de plus en plus nombreux à chercher des solutions auprès des médecines dites « naturelles ». Relaxation, nutrition, réflexologie, aromathérapie... Autant de méthodes qui permettent de dynamiser notre santé et qui nous apportent une meilleure qualité de vie. Parmi elles, la détoxination – aussi appelée détox, détoxification, désintoxication, parfois purge ou drainage – fait référence à une pratique de « nettoyage » de l'organisme ayant pour objectif de se débarrasser d'un excès de toxines pour se sentir mieux dans son corps et son esprit. Effectivement fondamentale pour la santé, la détoxination doit être d'abord comprise avant d'être appliquée dans les règles de l'art, et en toute sécurité.

# De la naturopathie à la détoxination

La détox est une des facettes de la naturopathie, pour laquelle elle est un des piliers de la santé. Ceci l'inscrit dans le cadre d'une vision de l'être humain un peu différente de celle proposée par la médecine à laquelle nous avons pris l'habitude de recourir pour nous soigner.

## Aux origines de la naturopathie

La naturopathie est une pratique pour la santé issue de la médecine grecque hippocratique, née 2 000 ans avant notre ère. Elle est définie comme étant une médecine traditionnelle par l'OMS (Organisation mondiale de la santé), et est classée dans les médecines non conventionnelles par la Commission européenne. En effet, il faut la différencier de la médecine dite « allopathique », enseignée dans les facultés de médecine, qui a pour objet la lutte contre la maladie, la disparition du symptôme. La naturopathie ne soigne pas un symptôme par un traitement en particulier. Parfois curative, lorsque les premiers symptômes du mal-être apparaissent, elle est aussi et surtout préventive. C'est l'art d'entretenir et de renforcer sa santé corporelle et psychique par des moyens naturels et de bon sens. Il ne s'agit pas d'apprendre par cœur la composition de remèdes et de les appliquer en fonction de ses maux, mais de prendre conscience des messages envoyés par son corps et de lui proposer des solutions pour l'aider à retrouver son équilibre.

### À ne pas confondre

La naturopathie est le domaine d'éducation à la santé et de prévention par excellence. La médecine allopathique, elle, concerne plutôt les pathologies et leurs traitements curatifs.

La naturopathie envisage l'être humain comme faisant partie intégrante de la nature, généreuse et protectrice, et vise à redonner à chacun la conscience d'être une parcelle d'un tout plus grand que soi. C'est aussi cette conscience qui permet à chacun de se sentir présent et bien avec soi-même comme avec le reste du monde. Pour cela, il ne faut pas simplement s'intéresser au corps : il est aussi nécessaire de travailler sur son bien-être émotionnel. « Un esprit sain dans un corps sain », voilà comment la naturopathie définit l'organisme. Aussi la détox a-t-elle pour objectif de désencrasser autant le corps que l'esprit, en évacuant à la fois les toxines physiques et émotionnelles.

## La détox dans l'histoire de la santé

Qu'elles aient un but de purification mentale, de nettoyage organique, de purge ou d'élimination de toxines, les approches les plus anciennes de la santé humaine ont mis l'accent sur la détoxination dans leurs pratiques de santé. Traditionnellement, on se purgeait de manière préventive contre l'encrassement de l'organisme et au premier signe de dysfonctionnement. Aujourd'hui encore, les pratiques de détoxination sont courantes dans de nombreux pays.

- **En Inde,** on pratique le *Shankprashalana* (nettoyage des intestins à l'eau salée) et le *Panchakarma* (ensemble de cinq méthodes de nettoyage interne incluant purges et lavements).
- **Au Japon,** le *Suna Ryoho* – ou sauna japonais –, est une cure anti-toxine séculaire qui consiste à s'enterrer (en gardant la tête dehors !),

l'été, dans du sable à proximité de sources d'eau chaude. La chaleur de la terre et du soleil transmise au sable riche en sel marin active ainsi la sudation (ou transpiration) et l'élimination des toxines du corps.

- **En Amazonie,** les purges vomitives et laxatives (diètes et ingestion de préparations à base de plantes), favorisent le bon fonctionnement de l'organisme, physique autant que psychoémotionnel. Elles sont à la base des pratiques de la médecine traditionnelle.
- **En Europe,** la naturopathie considère que nous pourrions vivre 130 ou 140 ans sur la base de la constitution génétique de nos cellules, mais que l'encrassement progressif de notre organisme nous empêche d'atteindre cette longévité. Voilà un argument en faveur de la détoxination...

## La détox : une fonction biologique naturelle

La maladie est considérée comme la manifestation de l'expulsion hors du corps de substances indésirables. Elle n'est autre que le résultat des efforts que doit faire notre corps pour éliminer spontanément les substances toxiques que nous absorbons par divers biais (alimentation, médicaments, produits chimiques...).

- **La maladie aiguë** (forte et occasionnelle) fait partie du processus d'élimination. Une forte fièvre est l'occasion de détruire des bactéries sensibles à la chaleur, une grippe oblige le corps à se mettre au repos, une bronchite permet l'écoulement de toxines à travers le mucus et les catarrhes.
- **La maladie chronique** (récidivante) est l'expression de la fixation d'une toxémie importante sur un organe (peau, poumons, foie, vésicule biliaire, reins, intestins). Le message du corps est clair : il y a saturation d'un des lieux d'élimination.
- **La maladie lésionnelle,** caractérisée par l'altération pathologique d'un organe ou d'un tissu, ne peut être abordée par la naturopathie qu'en accompagnement d'un traitement médical allopathique, et sous le contrôle d'un spécialiste.

La détoxination est donc une fonction biologique normale et naturelle du corps humain qui consiste à filtrer et expulser les déchets accumulés. Nous possédons tous une fonction d'élimination, de même que nous possédons une fonction respiratoire, une fonction digestive, musculaire, cardiaque, etc.

## Et si...

- ...le bouton qui apparaît sur mon menton était la manifestation de l'élimination par la peau d'un débordement de mon foie ?
- ...ma diarrhée ponctuelle était le rejet par mes intestins d'un élément perturbateur (bactérie, stress, médicament) ?
- ...cette rhinite favorisait l'expulsion d'un trop-plein alimentaire *via* l'écoulement de mucus, catarrhes, etc. ?

Ces activités sont dites « non volontaires » car, que l'on soit d'accord ou pas, nous respirons, notre cœur bat, notre sang circule et nous éliminons nos déchets grâce à notre « système d'épuration » (ganglions lymphatiques, sueur, urines, selles, catarrhes, mucus et glaires, pertes vaginales et sang menstruel).

Ces déchets, ou toxines, sont de deux sortes.

- **Endogènes,** c'est-à-dire fabriquées par le corps : gaz carbonique, urée, acide urique, minéraux, cholestérol, acides gras, produits de dégradation des cellules, déchets des muqueuses intestinales, glaires, mucus, eau...
- **Exogènes** ou venues de l'extérieur : déchets issus de la dégradation des aliments et boissons ingérés, additifs alimentaires, produits de traitements des cultures, substances médicamenteuses données au bétail, médicaments et traitements hormonaux que nous consommons nous-mêmes, métaux lourds et molécules chimiques contenus dans les produits de consommation courante et dans l'air que nous respirons...

## La toxémie, c'est quoi ?

On appelle toxémie la quantité de toxines à la fois endogènes et exogènes présentes dans l'organisme.

La détoxination naturelle est continue. Lorsqu'elle se fait mal ou de façon insuffisante, nos fonctions d'élimination sont saturées : le corps ne parvient plus à éliminer les toxines, qui s'accumulent dans l'organisme et nous intoxiquent. Dans le cas d'insuffisance rénale par exemple, c'est l'augmentation de l'urée par déficience du circuit d'élimination qui est nocive.

Toutes sortes de signes permettent de repérer des troubles de l'élimination : repos non récupérateur, fatigue intense, douleurs articulaires, teint triste, moral en berne, sécheresse cutanée, dartres, rougeurs, constipation ou diarrhée, digestion lourde, langue chargée, mauvaise haleine, odeurs corporelles, infections urinaires, et toutes les infections récidivantes comme les maux à répétition de la sphère ORL (angine, grippe, rhinite, otite...), de la peau, les crises de foie, etc.

L'objectif de la détoxination est d'encourager les processus naturels de nettoyage de l'organisme, afin de revenir à l'équilibre dit « homéostasique ». Il s'agit d'aider, voire de pousser le corps à se débarrasser des toxines qui l'encrassent et perturbent son fonctionnement, au profit d'un réel mieux-être.

# Un équilibre à préserver

Cet équilibre homéostasique, synonyme de bon fonctionnement de l'organisme, est un fondement de la définition de la santé en naturopathie. La détoxination est essentielle pour le préserver, ou pour y revenir lorsqu'il a été bousculé.

## La notion d'homéostasie

La santé est un équilibre dynamique, un processus naturel qui vise à maintenir nos composantes internes (quantité d'eau, de sel, de sucre, de calcium, de gras, de sang, d'acide, de toxines, etc.) dans une stabilité relative pour œuvrer à la conservation de l'individu et de l'espèce.
Cet équilibre, aussi appelé homéostasie, est un processus involontaire : quoi que nous fassions (manger peu ou trop, dormir mal, travailler la nuit, ressasser nos misères, etc.), le corps trouvera les moyens de nous garder, tant qu'il le peut, en vie et en santé. La santé, ce n'est pas n'être jamais malade, c'est guérir systématiquement quand une maladie nous affecte.

Dans le cerveau se trouve l'hypothalamus, qui est, en quelque sorte, le chef d'orchestre de notre fonctionnement physique. Cette glande envoie des messages au système nerveux (électriques et chimiques, rapides), ainsi qu'au système endocrinien (hormonaux, lents). Par ces messages, il demande au corps de se mettre en situation de se défendre, de s'adapter, de se dépasser ; mais aussi de se mettre au repos, de se ressourcer, de se recharger. La maladie n'est que le signe extérieur de ce besoin de repos du corps, soudain obligé de ralentir la cadence et d'éliminer ses toxines. Ce qui fait dire aux naturopathes que le corps « s'autoguérit », c'est cette faculté qu'il a de retrouver l'équilibre en passant par le déséquilibre.

Ainsi, les maux de l'hiver sont souvent un bon moyen de :

- nous mettre au repos forcé ;
- nous nettoyer (cracher, moucher, expectorer) ;
- nous mettre à la diète.

Encore faut-il laisser faire le corps dans sa mise au repos, sans l'en empêcher par un travail forcé ou des cachets.

De même que rester couché quelques jours pour une grippe ou une gastro-entérite nous remet en route, nettoyés et reposés, nous pouvons nous détoxiner seuls et régulièrement, sans attendre d'y être obligés, et ainsi renforcer santé et système immunitaire. Pour cela, il est impératif de suivre quelques règles précises, et notamment celle d'avoir assez de vitalité pour imposer cette entreprise de « nettoyage » à notre propre corps.

## Petite histoire de l'homéostasie

Dès l'apparition des premières médecines en Mésopotamie, 7 000 ans avant notre ère, les praticiens se basaient sur cette faculté du corps à se guérir lui-même. Les thérapeutes hippocratiques, eux, croyaient en un principe guérisseur qui conservait le corps en santé tant qu'on restait dans un équilibre propice à la vie. La maladie était considérée comme un écart, un accident de parcours, qu'il soit physique, nutritionnel ou psychique.

Au moindre signe de dysfonctionnement, l'organisme était purgé à l'aide de plantes vomitives et laxatives : lorsque l'on enlevait les causes premières de l'encrassement et offrait à l'organisme les moyens de se rééquilibrer, il mettait de lui-même en place les processus curatifs inhérents (cicatrisation des tissus, élimination des déchets, rétablissement des fonctions métaboliques) et retrouvait la santé.

Au début du xx^e^ siècle, Walter Cannon, physiologiste américain, confirma l'intuition ancestrale en publiant ses travaux sur ce qu'il appela la sagesse du corps, l'homéostasie, la faculté de l'organisme à maintenir ses composantes internes dans un équilibre synonyme de bonne santé.

## L'importance de la vitalité

Plus nous avons de vitalité et plus notre corps se guérit facilement. C'est une richesse inégalement répartie en chacun, héritée de nos parents qui l'ont héritée des leurs. Dans certaines familles, les anciens meurent en bonne santé, ayant atteint un âge vénérable. Dans d'autres, les décès font suite à de graves maladies. Certains peuvent supporter une forte fièvre et repartir en pleine forme, alors que d'autres ont le nez qui coule et reniflent de novembre à juin. Lorsque la vitalité est trop faible, les maladies graves, dites lésionnelles, s'installent. La vitalité est donc un bien précieux à préserver afin d'aider notre corps à nous garder en pleine santé.

Les deux ennemis de la vitalité : digérer et ressasser. Notre corps a besoin d'énergie pour transformer notre repas en nutriments et les assimiler. Combien d'entre nous combattent une forte envie de faire la sieste après le repas ? Essayez de travailler efficacement après un bon repas bien arrosé, c'est compliqué ! L'énergie est totalement consacrée à la digestion, au détriment des autres fonctions de l'organisme.

Par ailleurs, si vous êtes préoccupé, soucieux, il est probable que vous ayez mal au ventre, que vous soyez constipé ou encore épuisé par ce qu'on appelle « une prise de tête » ! Vous aurez du mal à fonctionner correctement, à réfléchir, à créer, parce que votre énergie vitale sera « détournée » par votre activité nerveuse.

## Penser l'organisme comme un terrain

Imaginez un instant votre organisme comme un jardin. C'est un terrain : il est calcaire ou acide, sec ou humide, boisé, pentu... Sa constitution de base peut être améliorée ou dégradée en fonction de ce que vous en faites.

Si vous souhaitez y planter des graines – vos envies et désirs –, afin d'y récolter de beaux fruits – réaliser ce qui vous tient à cœur, pratiquer l'activité professionnelle de votre choix, faire de beaux enfants... – vous devez prendre soin de ce terrain.

Vous devez en travailler la terre, éliminer les mauvaises herbes, ajouter du compost ou du fumier en quantité nécessaire, le planter, l'arroser, le protéger des gelées, des maladies et des parasites. Il vous faudra aussi respecter des temps de jachère afin de ne pas l'épuiser, y faire pousser du trèfle ou de la luzerne afin de l'enrichir en minéraux de qualité... Le tout pour obtenir la récolte souhaitée.

Ainsi, pour préserver ou retrouver votre équilibre, il vous faudra d'abord prendre conscience de ce qui vous fatigue, vous parasite et vous épuise, c'est-à-dire trouver à quelles toxines vous êtes particulièrement confronté ; pour ensuite en comprendre les effets et apprendre à mieux les éliminer. Enfin, avec des techniques simples et d'utilisation quotidienne, vous pourrez assainir votre « terrain », et retrouver la pleine forme !

# 2

# Ce qui nous intoxique au quotidien

Aujourd'hui plus que jamais, la détoxination prend tout son sens. Pourquoi ? Parce que notre mode de vie entraîne trop d'apports de toxines et pas suffisamment d'élimination. La pollution environnementale et l'alimentation moderne sont deux sources de toxémie importante. Notre stress et nos façons de penser sont également créateurs de toxines. Le corps reçoit quotidiennement pléthore de molécules non utilisables et qui demandent, pour être éliminées, une quantité d'énergie dont nous ne disposons pas toujours.

# La toxémie alimentaire

Plats préparés, aliments dénaturés, repas pantagruéliques, déjeuners sur le pouce, grignotage à toute heure... Notre mode de vie impose bien du travail à notre organisme pour éliminer toutes les toxines issues de notre alimentation. Avant d'envisager de le modifier, il est nécessaire de prendre conscience de ce qui, dans ce que nous mangeons, favorise une toxémie élevée.

## Renforcer sa vigilance de consommateur

Pour gagner du temps, pour nous simplifier la vie, nous achetons des plats tout préparés, lyophilisés, en conserve ou surgelés. Ils sont truffés de produits de synthèse qui leur donnent une consistance, une couleur et un arôme « appétants » (qui donnent envie de les manger).

### Les conservateurs

Sucre, sirop de glucose, sel, mais aussi sulfites, acides, nitrites, etc. Leur toxicité dépend de la quantité que nous ingérons et de notre sensibilité, mais elle est bel et bien une réalité... Et nous n'en sommes pas toujours conscients.

### Les colorants

Pour les rendre plus appétants, nos produits de consommation courante sont également colorés. C'est le cas par exemple de la grenadine, des desserts aux fruits rouges très rouges, des chewing-gums. La plupart des colorants de synthèse (jaune, orange, bleu, rouge ou vert) sont toxiques et allergisants. Préférez-leur les colorants alimentaires naturels : le rouge cochenille ou rouge carmin, le vert chlorophylle... que vous pouvez utiliser dans vos préparations pâtissières et qui sont sans danger pour l'organisme.

## Les industriels jouent avec les mots... et avec nos papilles !

Nos mets sont vingt fois plus concentrés en saveur qu'il y a vingt ans. Par exemple, pour obtenir une saveur vanille, les préparations sont complétées par de la vanilline totalement synthétique (bien moins chère que la vanille naturelle), ainsi que par d'autres substances : coumarines, benzaldéhides, éthyl-vanilline, etc., le tout pour obtenir le « goût vanille » parfait. Les petits points noirs présents dans les desserts « à la vanille » ne sont absolument pas une preuve de l'existence de vanille naturelle.
La mention « goût vanille » est l'assurance que l'aromatisation est artificielle. La mention « à la vanille naturelle » ne veut pas dire qu'il n'y a pas eu d'ajout de vanilline.
Donc, préférez des produits à « l'extrait naturel de vanille » plutôt qu'à « l'arôme naturel de vanille ». L'un est vraiment naturel, l'autre est entièrement artificiel et contient des composés qui, dans le corps, se mueront en toxines.

Pour garantir leur onctuosité, les produits reçoivent également des additifs : émulsifiants, amidons modifiés, maltodextrine de maïs, antiagglomérants, etc.

Tous ces conservateurs, colorants, additifs, etc. sont présents en quantité variable dans notre alimentation. C'est leur consommation régulière qui pose problème.
D'où l'intérêt de prêter plus d'attention aux étiquettes des produits pour découvrir de quoi ils sont composés et choisir de les acheter... ou pas. Une réflexion globale sur le « mieux-manger » pourra ainsi se mettre en place. Exercer votre sens critique de consommateur est donc un premier pas vers une meilleure alimentation. Ce sont la prise de conscience et les choix des consommateurs qui incitent l'industrie agroalimentaire à s'adapter peu à peu. En attendant, la détox est le seul moyen d'aider notre corps à évacuer ces composés toxiques.

# Fiche pratique

## Savoir lire les étiquettes

Afin d'exercer notre libre choix de consommateur, il est fondamental de connaître les composants de nos aliments.

• Les colorants : groupe d'additifs commençant par le chiffre 1 (par exemple E 102, tartrazine).

• Les conservateurs : groupe d'additifs commençant par le chiffre 2 (par exemple E 210, acide benzoïque et dérivés).

• Les antioxydants : groupe d'additifs commençant par le chiffre 3 (par exemple E 312, gallate dodécyle).

• Les émulsifiants, épaississants et stabilisants : groupe d'additifs commençant par le chiffre 4 (par exemple E 435, monostéarate de polyoxyéthylène sorbitane).

• Les correcteurs d'acidité, les acidifiants et les auxiliaires technologiques : groupe d'additifs commençant par le chiffre 5 (par exemple E 517, sulfate d'ammonium).

• Les exhausteurs de goût : groupe d'additifs commençant par le chiffre 6 (par exemple E 621, glutamate monosodique).

• Cires, antimousse et gaz : groupe d'additifs commençant par le chiffre 9 (par exemple E 912, esters de l'acide montanique, utilisés dans la culture des agrumes, melons, mangues, avocats...).

• Sulfates, supports et solvants pour additifs et arômes : groupe d'additifs en 1 000 (par exemple E 1520, propylène glycol).

• Les sucres : glucose, sirop de glucose, saccharose, fructose, lévulose.

- Les sucres cachés : le maltose, la maltodextrine, l'amidon de maïs. Ce sont des dérivés du sucre. Ils peuvent être présents dans certains produits au même titre que les sucres cités précédemment, voire en même temps qu'eux.

- Les « faux sucres » : acésulfame potassium, aspartame, cyclamate, saccharine, sucralose. Créés totalement artificiellement, ce sont des « non-aliments ». Certains d'entre eux sont neurotoxiques, c'est-à-dire qu'ils peuvent avoir des conséquences délétères sur le fonctionnement du système nerveux.

• Les agents de démoulage (vaseline, cires), les substances utilisées pour éviter l'oxydation des huiles entrant dans la composition des pizzas ou quiches, les traces de détergents et d'antiseptiques utilisés pour laver et désinfecter le matériel n'apparaissent jamais sur les étiquettes. Ils sont néanmoins présents, même en faible quantité, dans de nombreux plats préparés.

## Le bio : pour ou contre ?

À ce jour, la production dite « bio » répond à une logique de moyens et non de résultats, c'est-à-dire qu'elle n'a pas pour objectif de nourrir plus, mais de nourrir mieux. Plusieurs études ont mis en évidence une qualité supérieure des produits biologiques sur les points suivants.

- Teneur en nitrates et en pesticides nettement réduite.
- Valeur nutritionnelle supérieure.
- Teneur en eau plus faible.
- Teneur en matière sèche plus forte.
- Meilleur équilibre en éléments minéraux et en oligoéléments.
- Récoltés à maturité, les produits biologiques ont des qualités organoleptiques (goût, odeur, texture) plus intéressantes et diversifiées que celles des produits standards.

Pour être labellisé « bio », un produit doit avoir, depuis sa production jusqu'à sa commercialisation, suivi et respecté un cahier des charges précis réglementé au niveau de l'Union européenne.

## Excès d'apports nutritifs et carences de nutriments

Autrefois, notre quotidien exigeait des efforts physiques constants qui justifiaient une alimentation riche. Les progrès technologiques nous ont apporté le confort et l'immobilité : nous n'allons plus chercher l'eau au puits, nos enfants ne marchent plus deux kilomètres dans la neige pour aller à l'école, les machines lavent à notre place et nous cueillons nos légumes au supermarché du coin ou sur Internet. Mais notre alimentation est restée très riche. De fait, elle est rarement adaptée à nos besoins métaboliques, c'est-à-dire aux réels besoins des milliards de cellules qui composent notre organisme.

Ainsi, le repas type français se compose d'une entrée, d'un plat, de fromage et/ou d'un dessert pour finir souvent par un café. Le repas des gens pressés, lui, se résume à un sandwich ou une quiche, un soda et une barre protéinée « pour ne pas grossir », ou un dessert pâtissier pour ceux qui ne se soucient pas de leur poids. Dans les deux cas, les apports nutritifs sont trop importants, créant des toxines par la saturation de nos fonctions digestives. Les apports nutritionnels, eux, sont insuffisants, créant des carences et rendant moins efficaces les fonctions naturelles de l'organisme.

### Trop d'apports nutritifs

Pour chacune des familles d'aliments qui composent notre repas (protides, glucides, lipides), l'organisme met en place une chaîne de réactions chimiques et enzymatiques afin de les digérer, les assimiler et en éliminer les résidus inutiles.

Ces réactions exigent beaucoup d'énergie. Plus nous mélangeons les apports, et plus l'énergie nécessaire est importante. Ce qui explique les « coups de pompe » du début d'après-midi et justifie le petit café à la fin du repas. Certaines associations, par exemple des parts égales de viande et de féculents, avec du pain pour saucer, ou un plat du jour suivi d'un dessert sucré, avec un café en fin de repas, augmentent les temps de digestion – de quinze heures à plus de quarante-huit heures. Or, la stagnation des aliments à 37 °C dans nos intestins provoque fermentations et/ou putréfactions qui détruisent la valeur nutritive de nos plats. Le corps, mal nourri, doit en plus éliminer beaucoup de toxines résultant de la mauvaise digestion, ce qui sature les fonctions d'élimination.

La diète dissociée, qui consiste à manger lors d'un même repas des familles d'aliments qui se digèrent au même endroit, permet de se sentir plein d'énergie et de relancer ses fonctions digestives. La monodiète, qui se concentre sur l'absorption d'un aliment en particulier, a le même objectif (voir p. 68-72).

### Pas assez d'apports nutritionnels

Lorsque l'on regarde dans notre assiette quotidienne, on y trouve :

- Au petit-déjeuner : du pain, des biscottes, des biscuits, des céréales.
- Au déjeuner et au dîner : du pain, des sandwichs, des quiches, des paninis, des pizzas, des tartes.
- Au goûter : des biscuits, des gâteaux.

Les fruits et légumes sont souvent absents de nos assiettes alors qu'ils sont les aliments de base indispensables à notre santé... Le bon fonctionnement de nos milliards de cellules exige des apports de nutriments en quantités suffisantes et équilibrées. Or, équilibrer ses repas tout en se faisant plaisir, c'est possible !

## Un aliment peut-il être toxique ?

Un aliment n'est pas forcément toxique en lui-même, mais peut le devenir.

### Le blé

Le blé que nous consommons quotidiennement et qui a été modifié, transformé, raffiné, est devenu toxique. Au cours des cinquante dernières années, le blé a plus changé que pendant les derniers millénaires. Les variétés modernes cumulent les génomes modifiés d'au moins trois plantes différentes pour qu'elles soient moins hautes, plus résistantes au vent et stériles, afin que les agriculteurs ne puissent les utiliser pour ressemer leurs champs.

Ces modifications leur ont fait perdre tout intérêt nutritionnel et entraînent une augmentation de leur teneur en gluten, très irritant pour les muqueuses digestives. D'où des réactions de sensibilité intestinale toujours plus nombreuses...

De plus, les champs de blé (non bio) sont traités avec des pesticides deux à six fois par an, puis le grain reçoit des insecticides pour garantir sa conservation lors du stockage. À la farine sont ajoutés différents additifs et levures chimiques.

Les farines sont généralement raffinées, c'est-à-dire qu'on a enlevé au grain de blé son enveloppe riche en vitamines et oligoéléments. Dans l'organisme, ce blé se comporte alors comme du sucre rapide (voir « Les glucides », p. 66). Et plus nos apports sont raffinés, plus la quantité d'insuline sécrétée par notre corps est importante. Ainsi, les déjeuners à base de panini, croque-monsieur, sandwich, quiche, focaccia... constituent des apports de sucres rapidement brûlés. Notre organisme, insuffisamment nourri, réclame de nouveaux apports alimentaires lorsque l'insuline baisse : le signal de la faim réapparaît rapidement et l'appel d'un petit snack se fait sentir pour faire remonter le taux de glucose dans le sang et éviter l'hypoglycémie (baisse du taux sanguin de glucose). Manger du blé donne donc de plus en plus faim, le besoin entretenant la dépendance. Voilà une des facettes sombres du blé... Malheureusement, il y en a d'autres à découvrir !

Le cardiologue William Davis, dans son ouvrage *Wheat Belly* publié par Rodale Books en 2011, dresse la liste des maux dont il attribue la cause à une consommation excessive de blé : accumulation de graisse abdominale et viscérale, apparition de symptômes diabétiques, irritation et inflammation du système digestif, arthrite rhumatoïde, désordres nerveux, apnée du sommeil, stéatose non-alcoolique, maladie de Crohn, psoriasis, perte de cheveux, aphtes récurrents... Faites le test vous-même : supprimez les apports de blé pendant un mois. Vous verrez, c'est édifiant.

La toxicité des aliments dépend cependant beaucoup des sensibilités de chacun : certains peuvent manger de tout sans en ressentir de désagréments dans un premier temps, alors que d'autres sont immédiatement sensibles, voire intolérants à certains produits.

### Les produits laitiers

Nous sommes les seuls êtres vivants à consommer du lait une fois sevrés, et, qui plus est, le lait d'un animal qui fait dix fois notre poids. Le veau a un système digestif conçu pour transformer trois fois plus

de protéines qu'un être humain, et son ossature pour fixer cent fois plus de calcium (le lait de femme en contient 34 mg pour 100 g, le lait de vache, 135 mg). Le lait de vache apporte trop de matériaux pour un être humain (protéines, minéraux), mais pas assez de lipides.
Il n'y a pas si longtemps, lorsque les enfants étaient encore mal nourris et manquaient de calcium, on leur faisait boire à l'école un verre de lait frais par jour. Mais il était alors issu de vaches saines. Les naturopathes pouvaient recommander une cure de yaourts à des enfants malades, mais il s'agissait de yaourts aux bons ferments lactiques naturels, actifs sur la flore intestinale à 37 °C (température des intestins). Cela n'est plus le cas aujourd'hui : les yaourts dits « bons pour la flore », par exemple au bifidus actif, ne sont en réalité actifs qu'à 40 °C (soit au-dessus de la température de notre corps) et donc inutiles. Le lait provient de vaches stressées et mal nourries et est stérilisé UHT – pour ultra-haute température. Ce procédé de conditionnement modifie la structure des protéines, décuplant la rapidité de leur passage dans le sang. La consommation de produits laitiers est d'autre part bien trop importante.
Comme pour le blé, certains thérapeutes mettent de plus en plus en garde contre la toxicité du lait qui causerait de nombreux troubles : bronchiolites, allergies et asthme, nez qui coule vert toute l'année chez les petits. Chez les adultes, il serait responsable de troubles articulaires, cardio-vasculaires, gynécologiques, ORL et pulmonaires, digestifs, etc. Le nombre d'allergies et d'intolérances aux produits laitiers – dues à la caséine et à la lactase – est en augmentation constante.

### Et le calcium, alors ?

« Consommer un produit laitier par repas », à tous les âges, reste pourtant l'adage de nombreux médecins. Et ce même alors que le taux de troubles dus à un déficit de calcium (ostéoporose, ostéopénie...) n'enregistre pas de baisse significative, quand celui des troubles ORL par exemple ne cesse d'augmenter.

Il ne s'agit pas de bannir tout produit laitier de son alimentation mais d'en diminuer les quantités, et surtout de privilégier ceux de qualité (frais et bio) et provenant plutôt de petits herbivores (chèvre et brebis), plus digestes. Peut-être faudrait-il aussi se rappeler que de nombreux autres aliments que le lait de vache contiennent des doses équivalentes, sinon supérieures, de calcium.

## Et si on essayait autre chose ?

Teneur en calcium pour 100 g d'aliment
Lait maternel : 34 mg
Haricot sec : 120 mg
Brocoli : 130 mg
Pistache : 131 mg
Lait entier de vache : 132 mg
Cresson : 150 mg
Pois chiches : 150 mg
Figue sèche : 178 mg
Pissenlit : 180 mg
Persil : 200 mg
Noisette : 225 mg
Amandes : 254 mg
Chou : 429 mg
Sésame : 1 300 mg
Algue : de 500 à 1 500 mg

### Les boissons

**• Les jus de fruits**

Les procédés industriels de fabrication des jus de fruits en bouteille (pasteurisation, ajout de sucres et d'éventuels additifs) et leurs conditions de stockages les enrichissent en toxines et détruisent leurs nutriments. Ces jus ne contiennent pas d'enzymes et quasiment aucune vitamine naturelle. Si votre objectif est de faire le plein de vitamines, il vaut mieux, si vous le pouvez, faire vous-même vos jus de fruits et de légumes frais (voir p. 73-74).

• **Les sodas**

Quatre raisons de ne pas boire de sodas.

**1.** À partir d'une canette consommée par jour, ils augmentent le risque de calculs rénaux.

**2.** Trop acides pour les tissus, ils créent un terrain inflammatoire propice à toutes sortes de déséquilibres : perte de minéraux, caries et déchaussements dentaires, voire, à l'extrême, maladies lésionnelles type cancer.

**3.** Trop sucrés, ils entraînent une prise de poids et des dépôts graisseux dans le foie et les muscles, favorables aux maladies cardio-vasculaires. Ils ont très certainement à voir avec l'augmentation constante du diabète et de l'obésité.

**4.** Très toxiques, ils sont truffés de produits chimiques que notre corps ne parvient pas à éliminer. De ce point de vue, les sodas « light » sont encore pires que les autres.

• **L'eau**

L'eau de boisson est une vraie question de santé publique. On trouve des hormones dans l'eau des robinets urbains, du bisphenol A dans l'eau en bouteille et des résidus de pesticides et de médicaments partout. Dans les deux cas, l'eau a perdu ses propriétés essentielles à la vie.

La solution ? La filtration de l'eau... et la détox. Les systèmes de filtration les plus intéressants (mais onéreux) sont sans doute les fontaines qui s'adaptent sur l'arrivée d'eau et filtrent les toxines les plus fines. Si choisir cet investissement est à moyen terme une nécessité, la détoxination garde un rôle essentiel.

• **L'alcool**

Une consommation régulière et modérée de vin (un verre par jour pour les femmes, deux pour les hommes, au moment d'un repas) aurait des bienfaits sur l'organisme, tant au niveau cardio-vasculaire que cognitif (qui se rapporte à la faculté de connaître et de comprendre). Cet effet protecteur augmenterait à partir de quarante ans chez les hommes et dès la ménopause pour les femmes, c'est-à-dire quand apparaissent des risques renforcés de troubles cardio-vasculaires. Par contre, une consommation excessive aurait l'effet inverse, avec en plus de l'acidose et des problèmes hépatiques.

**• Le café, le thé et le chocolat**

Le café, le thé et le chocolat terminent 80 % des repas des Français. Or, ils sont souvent considérés par les naturopathes comme des aliments à exclure à cause de leurs divers composants naturels qui, au-delà du plaisir gustatif qu'ils procurent, sont source de toxémie à plus d'un titre. Outre du sucre (naturel ou ajouté), tous trois contiennent de la caféine. Acide, elle favorise l'arthrose, les rhumatismes et les inflammations chez les personnes maigres, elle entraîne des purines, un résidu urique éliminé au niveau des reins. Certes, elle est diurétique et encourage donc l'élimination rénale, mais attention à l'engorgement des reins et à la déshydratation.

La théobromine et la théophylline sont responsables de l'effet antifatigue du café. Si leurs vertus stimulantes sont reconnues, elles provoquent aussi du stress, ce qui peut vite s'avérer être un problème. Nous devenons réactifs, voire agressifs, fonctionnant trop sur notre système de défense, ce qui paralyse la détoxination de l'organisme.

L'acide cafétannique, contenu dans le café et le thé, est un inhibiteur de digestion. Il bloque les sécrétions de l'estomac ainsi que la ptyaline, une enzyme digestive de la salive. Une tasse de café ou de thé après le repas bloquerait la digestion pendant une heure, provoquant fermentation, malnutrition cellulaire et, à terme, épuisement du système digestif.

Différentes sortes de thé existent en fonction de la préparation des feuilles du théier. Plus ou moins riches en théine (qui a les mêmes propriétés que la caféine), ils sont aussi excitants que le café. La différence tient à ce que le café agit très vite et sur un court laps de temps, tandis que les effets du thé se font sentir moins fort mais plus longtemps. Certains ont un intérêt antioxydant, comme le thé vert. Mais, pris à la fin d'un repas de protéines, le thé comme le café empêche la

fixation du fer. Une autre bonne raison de ne pas en consommer systématiquement.
Revoir la qualité de ses apports et de ses mélanges alimentaires et diminuer, voire supprimer, le café et le thé après les repas, permet d'éviter une digestion compliquée. La nutrition est alors optimale, ce qui sert à la fois notre organisme et toutes nos activités quotidiennes. Encore une fois, il ne s'agit pas de bannir à tout jamais le café, le thé et le chocolat. Préférez simplement prendre un très bon café ou thé, loin des repas, plutôt dans la matinée, et un chocolat noir à 70 % minimum, sans vanilline, à l'heure du goûter. Lors des périodes de détoxination, il est cependant essentiel de les supprimer purement et simplement.
Les tisanes et infusions non sucrées, à base de plantes ou de fruits naturels, sont sans aucune contre-indication. Elles participent même au processus de détoxination. Il est conseillé d'en faire un usage thérapeutique plutôt que de les substituer aux six verres d'eau quotidiens indispensables.

À long terme, notre mode de consommation peut donc avoir des conséquences néfastes sur notre santé. En effet, nos facultés d'élimination naturelles sont susceptibles d'être débordées par un excès de toxines aussi bien issues de la chaîne de production des aliments que dues à la quantité d'aliments ingérée.
Il faut donc améliorer son alimentation pour se sentir mieux. Il ne s'agit pas de se priver complètement de tel ou tel aliment, mais d'envisager une façon un peu différente de se nourrir pour permettre à l'organisme de bien fonctionner. Quelques recettes simples peuvent permettre de composer des repas types nutritifs qui aideront le corps à mieux fonctionner, tout en limitant les aliments toxiques (voir p. 70-71).

# La toxémie environnementale

Pour la naturopathie, la santé de l'être humain ne peut être dissociée de celle de son environnement. La nature nous offre ses bienfaits et participe à notre équilibre, mais elle peut aussi s'avérer toxique lorsque les composantes de notre écosystème sont atteintes. Une multitude de toxines sont à déceler autour de nous. Il est essentiel de savoir comment elles nous impactent pour comprendre comment s'en débarrasser à l'aide de la détox.

## Un environnement hyperpollué

Qu'elle soit chimique ou électrique, la pollution est un des effets indésirables de notre modernité. Elle envahit l'air que nous respirons, l'eau de notre boisson, les aliments que nous consommons, les produits d'entretien et les éléments de décoration de notre maison. Elle est présente partout, particulièrement dans les mégapoles surpeuplées, au milieu des champs et autour des exploitations agricoles.

Il est difficile de s'en préserver et, aujourd'hui, revenir à une ère du tout naturel semble être une idée bien loin de la réalité... Et à moins de choisir la vie au grand air, de cultiver ses choux et d'élever ses poulets, il faut bien se rendre à l'évidence : notre modernité a du bon et nous en jouissons au quotidien.

Ce constat ne doit néanmoins pas nous empêcher de chercher des solutions et en attendant, la réponse à cet empoisonnement est bien la détoxination.

## Les xénobiotiques

Les xénobiotiques sont des molécules chimiques étrangères à l'organisme possédant des propriétés toxiques, même à très faible concentration, par exemple des métaux lourds. Ils sont présents dans des médicaments, des vaccins (aluminium), les amalgames dentaires (mercure), la fumée de cigarette, les polluants atmosphériques comme la dioxine, les additifs alimentaires, les pesticides, herbicides et fertilisants, les matières plastiques (bisphenol A dans les bouteilles)... D'autres sont plus inquiétants, comme les composés organiques volatils présents dans nos meubles, nos revêtements muraux et de sol. Nous y sommes quotidiennement et inévitablement exposés. Ils sont cancérigènes et perturbent notre système endocrinien, c'est-à-dire qu'ils imitent, bloquent ou modifient l'action d'une hormone.

### Xénobiotiques et radicaux libres

Les xénobiotiques sont créateurs de quantité de radicaux libres qui, comme la rouille sur le métal, oxydent les tissus et cellules de notre corps et accélèrent leur vieillissement. Ils abîment les cellules de tous les organes, des cellules hépatiques à la peau du visage, en passant par l'extrémité des chromosomes (le support de nos gènes), les télomères, qui influent sur l'espérance de vie.

Ces substances sont hydrophobes (elles ne se diluent pas dans l'eau), et peuvent également être chimiquement réactives. Une fois ingérées, l'organisme doit les transformer pour les rendre inactives et les éliminer. Le foie est le principal organe impliqué dans ce processus. Ses enzymes (substances qui favorisent les réactions chimiques) ajoutent un composé hydrophile aux xénobiotiques ; rendus hydrosolubles, les composés sont évacués vers le système sanguin, puis éliminés au niveau des reins.

Il existe un grand nombre d'enzymes mais leur potentiel varie en fonction de la vitalité de l'individu et de son degré d'intoxication. En outre, plus notre organisme engage de transformations et d'éliminations simultanées, plus il lui est difficile de faire correctement chacune d'elles. La détoxination permet d'abord de faire de l'organisme un terrain propre et équilibré, dans lequel les fonctions d'élimination, des xénobiotiques notamment, seront facilitées. Il est aussi possible d'aider à l'élimination des xénobiotiques grâce aux composés soufrés présents dans l'alimentation (voir pp. 46 et 103).

## Les maladies iatrogènes

Ces maladies font suite aux traitements médicaux et en sont les conséquences directes, d'où ce qualificatif venant de *iatros* (médecine) et *genesis* (création). Tout médicament a des effets bénéfiques, mais aussi des effets secondaires indésirables provoqués par le médicament lui-même, une association avec un autre, une intolérance du malade ou une erreur de prise.

Des chiffres couramment avancés font état de 140 000 hospitalisations par an provoquées par des accidents médicamenteux. Il peut s'agir d'une hémorragie suite à la prise d'un anticoagulant, de vomissements, de réactions dermatologiques, d'un malaise ou d'une chute à cause d'antihypertenseurs ou de somnifères, d'insuffisance rénale...

Les personnes de plus de 65 ans sont deux fois plus souvent touchées parce que :

- leur organisme élimine moins efficacement, notamment les résidus des médicaments ;
- le risque de se tromper dans les différentes prises est accru ;
- les maladies se multiplient, les médicaments différents aussi, accroissant les risques d'interactions médicamenteuses.

Cette surmédication est censée supprimer tout symptôme, mettre fin à toute maladie ou affliction de l'organisme. La naturopathie encourage plutôt chacun à prendre soin, à écouter et connaître le fonctionnement de son corps pour prévenir plutôt que de devoir guérir. Y être sensible permet également de trouver des alternatives à la médecine allopathique, et d'éviter le « réflexe médicament » à l'origine de bien des effets secondaires indésirables.

La toxémie environnementale, à laquelle nous sommes tous confrontés, n'est pas pour autant une fatalité. La prise de conscience doit être générale et l'implication de chacun, individuellement et collectivement, peut contribuer à faire bouger les choses. Nous sommes également, chacun et tous, en mesure de soutenir notre corps en adoptant une meilleure hygiène de vie. Nos choix de soins, de produits alimentaires et de boissons peuvent faire la différence, et comprendre quelles pratiques de détox appliquer en fonction de son quotidien est tout à fait primordial.

# La toxémie émotionnelle

La naturopathie perçoit l'organisme comme un tout formé d'un corps et d'un esprit en interaction permanente. De fait, les toxines ne sont pas seulement ingérées ou fabriquées par le corps : des états émotionnels négatifs ont également des conséquences sur le corps, et notamment sur le système d'élimination des toxines.

## Pensées, croyances et émotions

Les pensées, croyances et émotions sont potentiellement aussi toxiques que des polluants chimiques. Leur degré de toxicité ne réside pas tant dans ce qu'elles sont (la preuve du fonctionnement du mental) que dans ce qu'elles entraînent comme réactions dans l'organisme lorsqu'elles sont négatives. Bien plus que les événements eux-mêmes, ce sont elles qui façonnent nos réactions et celles de notre corps.

Les pensées que nous entretenons par rapport à qui nous sommes et de quoi la vie est faite peuvent être un accélérateur (« la vie est belle ») ou un frein (« je n'ai vraiment pas de chance ») à notre propre développement et définir la façon dont nous nous sentons dans notre corps.

Notre système de croyances détermine dans une grande mesure ce dont nous sommes capables (« je suis quelqu'un de bien ») ou incapables (« je n'y arriverai jamais »).

Les émotions (peur, joie, tristesse, colère) sont indispensables à la vie puisque, surgissant à notre insu, elles sont l'expression spontanée d'un état interne de confort ou d'inconfort dont il nous faut prendre conscience.

De la même façon qu'un ordinateur exécute l'ordre transmis par une touche, notre disque dur interne (le système nerveux autonome) reçoit les informations (pensées, croyances, émotions) comme des ordres. Il y répond en fonction de la teneur des informations perçues : négatives, il enclenche des réponses de stress et d'anxiété qui mettent l'organisme en mode « survie » (voir « L'intelligence du corps » ci-contre) ; positives, il encourage la détente et l'équilibre.

Les pensées, croyances et émotions, et les réactions associées, diffèrent donc, dans une situation donnée, d'un individu à l'autre. Les réponses hormonales et chimiques varient en fonction de notre façon de percevoir la situation.

Plus nous sommes envahis par la crainte, la suspicion, l'inquiétude, la peur, et plus les réactions de notre organisme seront fortes. Nos ruminations, nos tristesses, nos colères retenues créent de l'acidité et des toxines aussi polluantes que des molécules chimiques.

## Mise en situation

Catherine et Jean voient entrer leur supérieur hiérarchique dans le bureau. Il semble de mauvaise humeur. Chacun aura une interprétation différente de la situation en fonction de qui il est (histoire, estime de soi, confiance en soi) et de ses croyances.

Catherine : « Qu'est-ce que j'ai fait ? » Sa croyance qu'elle pourrait être responsable de la mauvaise humeur de son supérieur déclenche la peur et une vigilance soutenue : tension musculaire, respiration difficile, digestion et élimination bloquées. Après le départ de son supérieur, elle rumine et cherche ce qu'elle pourrait bien avoir à se reprocher. Son état émotionnel la maintient dans un état de vigilance qui dure de quelques minutes à plusieurs jours. Les réactions physiques perdurent jusqu'à ce que son inquiétude cesse.

Jean : « Il a une sale tête, aujourd'hui. » Jean est détaché. Cette pensée déclenche uniquement une légère vigilance l'incitant à se tenir à l'écart de son supérieur et pratiquement pas de réactions physiques lorsque celui-ci a quitté la pièce.

## L'intelligence du corps

Le système nerveux sympathique, responsable de la réaction de stress, se déclenche chaque fois que le cerveau enregistre une menace interne (émotion, molécule chimique, douleur) ou externe (un danger). C'est un réflexe archaïque ancré en nous depuis les premiers temps de l'humanité, lorsque la survie était une préoccupation quotidienne. Face à cette menace, la fuite, la lutte et l'immobilisme sont les trois réactions possibles. À chacune d'elles correspond une réponse physiologique endocrinienne (diffusion d'hormones) et/ou électrochimique (un influx nerveux) qui permet à l'organisme de réagir et de répondre au mieux.

L'ensemble du corps se prépare ainsi à la lutte ou à la fuite : tension des muscles, accélération du cœur, libération de glucose et augmentation de la circulation vers les membres pour y apporter de l'énergie, épaississement du sang pour éviter, s'il y avait blessure cutanée, une perte sanguine trop importante, augmentation de la respiration pour fournir plus d'oxygène aux cellules, dilatation des pupilles et surtout, arrêt des fonctions non indispensables en cet instant d'urgence : digestion, assimilation et... élimination des toxines.

Le système nerveux sympathique est donc responsable de notre adaptation aux menaces et changements de tous ordres.

- Une voiture fonce sur nous ; sans que nous ayons à y réfléchir, nous avons déjà sauté sur le trottoir.
- Nous quittons l'hiver en France pour des vacances au soleil des Antilles, il va nous permettre de nous adapter au changement de climat et au décalage horaire.
- Il intervient aussi pour gérer nos émotions lorsqu'on nous propose le job de notre vie... ou qu'on nous met à l'écart.

Tant que la nécessité d'adaptation ne dure pas, la santé est garantie. En effet, lorsque nous avons trouvé la solution à un problème, lorsque nos efforts ont été récompensés, le système nerveux parasympathique intervient pour ramener le corps à l'équilibre : la respiration se fait plus ample, le cœur bat moins vite, les fonctions d'assimilation, de digestion, d'élimination reprennent et la santé est conservée.

## Stress, angoisses et blocages

La sensation d'être bloqué, de subir une situation sans possibilité de trouver une solution, a un impact très négatif sur l'organisme. Notre système autonome d'élimination des toxines, inutile puisque l'organisme est en mode « survie », est alors totalement paralysé. Le corps exprime son impuissance par des troubles dits « psychosomatiques » : maux d'estomac récurrents, tensions ostéomusculaires, sommeil perturbé, problèmes de peau, migraines, troubles digestifs chroniques... Si la situation perdure, le système immunitaire s'effondre petit à petit, provoquant en bout de chaîne dépression et maladies graves.

Pour éviter ce cycle infernal, il existe une solution : détoxiner son esprit par un travail psychoémotionnel, la gestion du stress, la sophrologie, les méthodes de pleine conscience (voir « Le contrôle cérébral », p. 86)... Seul ou avec un professionnel, chacun peut apprendre à dépasser ses blocages avant qu'ils ne paralysent son organisme, conduisant à des troubles potentiellement graves.

Notre quotidien est parsemé de challenges, d'objectifs, de compétitions, de luttes. Du petit matin jusqu'au soir, la vie moderne nous demande une gestion du temps pointue et des efforts d'organisation, d'efficacité, de créativité, d'attention, de concentration, d'adaptation. Les transports en commun, les embouteillages, les horaires, les résultats et les échéances à respecter nous pressent et nous compressent.

Le stress est la réponse mise en place par l'organisme pour pouvoir s'adapter à un environnement menaçant. S'il est essentiel à notre survie, il bloque également nos fonctions d'élimination. Les déchets commencent à s'accumuler dans les émonctoires (voir « Les lieux de l'élimination », chap. 3), à se déposer dans les tissus adipeux, les muscles, les tendons et les parois des vaisseaux et à congestionner les organes ; le taux de toxines dans le sang augmente, contribuant à l'auto-intoxication de l'organisme, point de départ de toutes les maladies selon la naturopathie.
Peur, anxiété, adaptation forcée, crise professionnelle et personnelle, manque de vitalité due à une forte fatigue, une convalescence ou un stress fort et continu, sont autant d'états qui bloquent les fonctions d'élimination de notre organisme. Il est donc fondamental, avant de commencer une cure de détoxination, d'identifier ces états et de se ressourcer. En effet, la détoxination ne sera efficace que si le corps est détendu et a suffisamment d'énergie.

# Fiche pratique

## Toxémie : où en êtes-vous ?

Notre toxémie n'est pas alimentaire OU environnementale OU émotionnelle : nous sommes tous concernés par différentes sortes de toxines à la fois, présentes autour de nous et en nous. C'est donc votre toxémie globale qu'il vous faut évaluer. Ces quelques questions vous aideront à faire le point. Pour chacune, entourez la réponse qui vous convient. Calculez ensuite le total de vos points pour savoir vers quel type de détoxination vous tourner.

**1. Combien de repas complets (entrée, plat, dessert) faites-vous en moyenne ?**
a. Aucun
b. 1 à 5 par semaine
c. 5 à 10 par semaine
d. Au moins 2 par jour

**2. Combien de repas à base d'aliments tout préparés ?**
a. Aucun
b. 1 à 5 par semaine
c. 5 à 10 par semaine
d. Au moins 2 par jour

**3. Combien de portions d'aliments en conserve consommez-vous ?**
a. Je n'en consomme pas
b. 1 à 2 par semaine
c. 3 à 5 par semaine
d. Au moins 1 par jour

**4. Combien d'aliments raffinés ?**
a. Je n'en consomme pas
b. 1 par semaine
c. 2 à 5 par semaine
d. 1 à 5 par jour

**5. Combien de portions de viande rouge ou de charcuterie ?**
a. Je n'en consomme pas
b. 1 à 2 par semaine
c. 3 à 5 par semaine
d. Au moins 1 par jour

**6. Combien de produits à base de lait de vache ?**
a. Je n'en consomme pas
b. 1 à 2 par semaine
c. 3 à 5 par semaine
d. Au moins 1 par jour

**7. Combien de confiseries, viennoiseries ou pâtisseries ?**

a. Je n'en consomme pas
b. 1 à 2 par semaine
c. 3 à 5 par semaine
d. Au moins 1 par jour

**8. Combien de fois mangez-vous du chocolat noir à 70 % de cacao (2 carrés) ?**

a. Je n'en consomme pas
b. 1 ou 2 par semaine
c. 3 à 5 par semaine
d. Au moins 1 par jour

**9. Combien de fois mangez-vous du chocolat au lait (2 carrés) ?**

a. Je n'en consomme pas
b. 1 ou 2 par semaine
c. 3 à 5 par semaine
d. Au moins 1 par jour

**10. Combien de cafés et/ou thés buvez-vous ?**

a. Je n'en consomme pas
b. 1 à 2 par semaine
c. 3 à 5 par semaine
d. Au moins 1 par jour

**11. Combien de sodas ?**

a. Je n'en consomme pas
b. 1 à 2 par semaine
c. 3 à 5 par semaine
d. 1 ou plus par jour

**12. Combien de fois buvez-vous de l'eau du robinet ?**

a. Je n'en consomme pas
b. 1 à 2 verres par semaine
c. 1 verre par jour
d. 2 à 6 verres par jour

**13. De l'alcool ?**

a. Je n'en consomme pas
b. 1 à 2 verres par semaine
c. 3 à 5 verres par semaine
d. Au moins 2 verres par jour

**14. Combien de fois consommez-vous du tabac ?**

a. Je n'en consomme pas
b. 1 à 5 cigarettes par semaine
c. 1 à 7 cigarettes par jour
d. Au moins 10 par jour

**15. Combien de temps passez-vous dans des locaux modernes ou récemment refaits à neuf ?**

a. 0 à 1 jour par semaine
b. Moins d'une heure chaque jour
c. Plusieurs heures chaque jour
d. Tous les jours de la semaine

**16. Combien de temps passez-vous dans les transports en commun ou les bouchons en voiture ?**

a. Moins d'1 heure par semaine
b Quelques heures par semaine
c. Une heure chaque jour
d. Plusieurs heures chaque jour

**17. À quelle fréquence pratiquez-vous un exercice physique actif ?**

a. De 15 mn chaque jour à 1 heure ou 2 par semaine
b. Plus de 3 heures par semaine
c. Je n'en pratique pas

**18. Combien de temps passez-vous sur l'ordinateur ?**
a. Aucun
b. Quelques heures par mois
c. 0 à 1 heure chaque jour
d. Plusieurs heures chaque jour

**19. Combien d'interventions chirurgicales avez-vous subies au cours de l'année écoulée ?**
a. Aucune
b. Une
c. Plus d'une

**20. Combien de soins dentaires vous ont été prodigués (anesthésie, plombage, dépose de plombage, blanchiment) ?**
a. Aucun
b. Un
c. Plus d'un

**21. Combien de fois avez-vous été malade (maladie chronique ou aigüe) ?**
a. 0 ou 1
b. 2 à 5
c. Plus de 5

**22. Vous a-t-on diagnostiqué, toujours dans l'année écoulée, une ou des maladie(s) lésionnelle(s) ?**
a. Aucune
b. Une
c. Plus d'une

**23. À quelle fréquence prenez-vous des médicaments ?**
a. 0 ou 1 jour par an
b. Quelques jours par an
c. Une fois chaque jour
d. Plusieurs fois chaque jour

**24. Où passez-vous le plus de temps dans l'année ?**
a. Dans une petite ville ou à la campagne, loin des exploitations agricoles
b. À la campagne, près d'exploitations agricoles
c. Dans une ville de taille moyenne ou en proche banlieue d'une grande ville
d. Dans une grande ville

**25. Au cours de l'année écoulée, avez-vous connu un ou plusieurs grand(s) changement(s) dans votre vie (mariage, naissance, chômage, promotion importante, deuil, divorce, séparation, déménagement) ?**
a. Aucun
b. Un
c. Plus d'un

**26. Avez-vous des difficultés au travail ?**
a. Aucune
b. Quelques-unes
c. Beaucoup

**27. Des soucis d'ordre financier ?**
a. Aucun
b. Quelques-uns
c. Beaucoup

**28. Vous êtes plutôt d'un naturel**
a. Très positif
b. Plutôt positif
c. Plutôt négatif
d. Très négatif

a = 0 points
b = 5 points
c = 8 points
d = 14 points

**De 0 à 50 points :** votre toxémie est relativement faible. La détoxination sera pour vous un gain d'énergie et de santé.

**De 50 à 100 points :** votre toxémie est relativement importante. Une détox régulière vous permettra de conserver votre vitalité et votre santé : monodiète, dissociation alimentaire, cure de jus de légumes crus, cure aux changements de saison... Détoxination globale, sur 1 mois au printemps et à l'automne. Techniques à choisir en fonction du tempérament et à mettre en place de façon régulière.

**Au-delà de 100 points :** il est essentiel de modifier vos pratiques alimentaires et votre hygiène de vie afin de préserver votre santé. La détox adaptée sera globale, sur 2 à 3 mois, et utilisera le plus de techniques possibles en fonction de votre tempérament. Plus il y a de prises de médicaments et d'interventions dentaires et chirurgicales, et plus il faudra envisager une détox des métaux lourds. En cas de doute, n'hésitez pas à consulter votre praticien de santé naturopathe.

# 3

# Les lieux de l'élimination

Nous sommes, en moyenne, constitués à 70 % de liquides – 80 % pour un enfant, 50 % pour un vieillard – qui sont indispensables au bon déroulement de toutes les opérations cellulaires et au fonctionnement physiologique global de l'organisme. Plasma sanguin, sang, lymphe, liquides intra- et extra-cellulaire, etc. interviennent dans la circulation sanguine, l'hydratation des tissus, la digestion des aliments, l'élimination, la thermorégulation et la communication hormonale entre les organes. Ils sont aussi les véhicules qu'empruntent toutes les toxines vers les lieux de leur élimination.

# Le processus d'élimination

Transportées par les liquides de notre corps, les toxines sont acheminées vers les organes chargés de leur transformation et de leur élimination. On les appelle émonctoires en naturopathie et on en compte quatre principaux : le foie, les poumons, les reins et la peau.

## Un travail d'équipe

Le rôle des émonctoires est d'éliminer de l'organisme tout ce qui doit l'être pour maintenir la santé : résidus liquides et solides de notre digestion, résidus des transformations cellulaires, sueur, graisses, cristaux, substances colloïdales, métaux lourds, xénobiotiques...

Pour ce faire, les organes concernés vont chacun prendre en charge une partie des toxines à éliminer, en fonction de leur nature chimique. Le corps sollicite un ou plusieurs organes afin d'éliminer du système ce qui l'encrasse. Une même famille de toxines (résidus de la digestion et/ou toxines exogènes) peut en effet être traitée par plusieurs émonctoires en même temps.

- **L'élimination du gaz carbonique** est prise en charge par les poumons.
- **Les substances colloïdales,** ou colles, sont des résidus insolubles issus de la digestion des sucres (pain, sucre blanc, céréales, féculents, pâtisseries) et des graisses (huiles, beurre et autres graisses animales). Leur élimination est prise en charge par le foie, les poumons et la peau.
- **Les substances cristalloïdales,** ou cristaux, sont des résidus solubles issus de la digestion des protides (viande, poisson, œuf, fromage, levure, soja). Ils sont pris en charge par les reins et la peau.
- **Les eaux usées** sont prises en charges par les reins, la peau, les poumons et les intestins.

## La dérivation émonctorielle

Pour obtenir une détoxination plus efficace sans épuiser pour autant une fonction particulière, la naturopathie encourage les émonctoires qui travaillent ensemble à prendre en charge une partie de l'élimination des toxines. Par exemple, le foie, la peau et les poumons fonctionnent ensemble pour l'élimination des colles. Afin de ne pas épuiser le foie, on « dérivera » les toxines vers la peau et les poumons. C'est ce qu'on appelle la dérivation émonctorielle. Ainsi, si un organisme est engorgé et peine à éliminer les toxines, on « dérivera » celles-ci vers un ou plusieurs autre(s) émonctoire(s) propice(s) à participer efficacement au processus d'élimination. Pour chaque émonctoire, vous trouverez dans ce chapitre les moyens de le soulager : reportez-vous au chapitre 4 pour le détail des techniques détox associées.

En fonction des troubles que présente un individu, de son tempérament et de sa vitalité, on définira les émonctoires à solliciter, ensemble ou séparément, afin d'épurer l'organisme.

# L'importance du foie

Le foie est l'émonctoire le plus important de l'organisme. Un litre et demi de sang traverse, chaque minute, le foie humain au repos. C'est le plus volumineux de tous nos organes et aussi celui qui effectue le plus de transformations chimiques dans le corps. On lui connaît plus de six cents activités, dont une fonction essentielle : la détoxination.

## Un rôle central dans la détoxination

Le foie est le centre de détoxification qui précède l'entrée du sang dans le cœur. Il reçoit, pour le filtrer, tout le sang veineux de l'intestin grêle, et tout le sang veineux du côlon, soit l'ensemble des produits de la digestion, et notamment les produits de la putréfaction (issus de la dégradation des protéines animales) chargés en substances ammoniaquées toxiques.

Outre les résidus de la digestion, il traite :

• **des toxines en provenance de l'intestin :** antigènes alimentaires (en cas d'intolérances ou d'allergies alimentaires), cellules modifiées par des virus, cellules tumorales ;

• **des toxines exogènes :** pesticides, herbicides, conservateurs, antioxydants, stabilisants, médicaments, alcool... Le foie sain bloque, transforme et épure toutes ces substances dites « xénobiotiques ».

On appelle fonction hépatique l'ensemble des actions que le foie effectue. On en compte trois principales :

- la fabrication et le stockage d'énergie ;
- la fabrication de la bile ;
- l'épuration, c'est-à-dire la transformation des produits toxiques absorbés par les intestins en produits inoffensifs.

C'est un ouvrier laborieux, souvent surmené par un environnement pollué et une alimentation trop riche. Les molécules toxiques endémiques agressent l'organisme par leur quantité et leur toxicité, sollicitant toujours davantage la fonction de détoxination du foie qui peut alors s'engorger, compliquant le processus d'élimination.

D'autre part, le stress et la tension paralysent les enzymes responsables de la transformation des déchets toxiques dans l'organisme, ce qui a pour conséquence une augmentation de la toxémie et, à terme, une intoxication créant toutes sortes de maux. Quand l'élimination devient difficile, veillez à bien identifier si la cause en est une saturation du foie ou un excès de stress en vous intéressant d'un peu plus près à votre hygiène de vie...

Le foie contient majoritairement des cellules garantissant l'immunité naturelle. Leur rôle est de détruire les débris cellulaires et les substances pathogènes capables de causer des troubles et maladies. Il absorbe et dégrade ainsi plusieurs substances toxiques, dont certaines

## Pourquoi prendre soin de son foie ?

Parmi les nombreuses activités vitales du foie pour la santé, on peut citer :

- le métabolisme, c'est-à-dire la fabrication et la transformation des glucides, des protéines et des lipides ;
- la synthèse du cholestérol : transformation du cholestérol en sels biliaires qui sont sécrétés dans la bile ;
- le stockage des vitamines liposolubles (A, D, K et E) et du glycogène (chaîne complexe de molécules de glucose), mais aussi de vitamine B12, de fer, de cuivre et de glucose ;
- la conversion de l'ammoniac en urée ;
- la régulation de la glycémie ;
- la biotransformation des toxines et des médicaments, aussi appelée clairance hépatique.

hormones, notamment les stéroïdes, et l'alcool. Il dégrade également les graisses et capte le glucose sanguin qu'il emmagasine sous forme de glycogène. Au besoin, il retransforme ce dernier en glucose et l'envoie dans le sang.
Les déchets du sang, filtrés par le foie, sont éliminés dans la bile. Les cellules du foie sécrètent entre 800 et 1 000 ml de bile chaque jour, stockée dans la vésicule biliaire et, si nécessaire, déversée dans l'intestin grêle. Cette sécrétion biliaire est essentielle à la digestion des graisses.

## La fonction de détoxination du foie

Elle s'opère en deux phases.
• **Phase 1 (dite « active ») :** les enzymes neutralisent directement certaines toxines (solubles dans les liquides) qui pourront être éliminées par les reins, et en convertissent d'autres (solubles dans la graisse) en formes intermédiaires qui sont, hélas, parfois plus toxiques que les substances initiales parce que créatrices de radicaux libres. La détoxination active s'opère grâce à trois enzymes-clés : superoxyde dismutase (SOD), glutathion et catalase, présentes dans le foie pour y capturer les radicaux libres.
• **Phase 2 (dite « passive ») :** les systèmes enzymatiques transforment ces nouveaux toxiques en les rendant solubles dans l'eau, donc dans le sang. Cette phase nécessite tous les antioxydants capables de modifier les radicaux libres.
Afin de renforcer la capacité du foie à changer les toxiques liposolubles (solubles dans la matière grasse) en toxiques hydrosolubles lors de la phase 2, le corps a besoin de l'élément soufre. Il est l'élément minéral indispensable à la formation de certaines vitamines B et de certains acides aminés soufrés, antioxydants, qui participent activement aux fonctions d'épuration du foie.

### La détoxination active

Comme nous l'avons signalé précédemment, elle fait appel à trois enzymes.

• **La SOD** est une enzyme antioxydante présente dans chacune de nos cellules. Elle permet de neutraliser les radicaux libres. L'herbe de blé, qui se consomme sous forme de jus frais ou de plante sèche, en est très riche.

• **Le glutathion** que l'on trouve principalement dans le foie. Puissant détoxifiant soufré, il protège notamment les cellules contre l'oxydation due à l'alcool, le mercure et les susbtances carcinogènes. Lorsque les toxines arrivent en trop grande quantité dans le foie, la production de radicaux libres est tellement importante que la totalité du glutathion est consommée, ne permettant pas l'élimination de la toxine, dont l'action redouble. Or, le glutathion est un composant soufré qui peut être apporté par l'alimentation (voir « Où trouver du soufre ? » ci-dessous).

• **La catalase** s'oppose aux réactions d'oxydation qui font qu'un fruit coupé brunit. Elle est présente dans le navet, dans la plupart des racines de plantes, dans la levure, ainsi que dans le foie des animaux.

## Où trouver du soufre ?

L'ail, l'oignon, l'échalote, le poireau, les asperges et la ciboulette en contiennent naturellement. Mais aussi les brassicacées : tous les choux, le cresson, le navet, les radis. Les fruits de mer et le poisson en sont d'excellentes sources, ainsi que les œufs, les amandes, les noix et les noisettes, les lentilles et autres légumineuses. Cependant, les engrais, les pesticides et la cuisson des aliments diminuent l'apport alimentaire en composés soufrés. Dans le cas d'une détoxination aux xénobiotiques et métaux lourds, il sera essentiel d'augmenter les apports avec des compléments, en gélules ou comprimés par exemple.

### La détoxination passive

Pour que la détoxination du foie se déroule efficacement et sans danger pour l'organisme, il est indispensable que toutes les molécules antioxydantes et les oligoéléments nécessaires aux réactions biochimiques impliquées dans ce processus soient disponibles.

Certaines sont produites par l'organisme, mais l'alimentation doit néanmoins en renforcer la présence (voir pages suivantes). Tout déficit peut avoir des conséquences dramatiques pour l'intégrité fonctionnelle du tissu hépatique. La qualité de l'alimentation est définitivement fondamentale pour le bon fonctionnement du métabolisme.

## Les antioxydants et leurs vertus

| Nom de l'antioxydant | Autres propriétés | Sources |
|---|---|---|
| Vitamine A | ■ A des effets bénéfiques sur la vue – en particulier la vision nocturne.<br>■ Protège la cornée et peut être utilisée en cas de conjonctivite, de cataracte ou de glaucome.<br>■ Équilibre la balance œstrogène/progestérone, deux hormones responsables des cycles et de la fécondité féminines.<br>■ A une action anti-stress.<br>■ Favorise le développement des os.<br>■ Protège le système cardio-vasculaire.<br>■ Renforce les défenses immunitaires.<br>■ Aide au renouvellement des tissus : peau, muqueuse intestinale… | ■ **Apports directs :** poissons gras, beurre non pasteurisé, fromages au lait cru, foie d'animaux, huile de foie de poisson, œufs cuits.<br>■ **Apports indirects :** transformation dans le foie des carotènes et caroténoïdes présents dans les fruits et légumes de couleur orangée (carottes, oranges, clémentines, citrouilles), les épinards, les brocolis… |
| Vitamine E | ■ Neutralise les radicaux libres, protégeant ainsi les membranes des cellules et assurant un ralentissement du vieillissement de divers organes : yeux, peau, prostate, cartilages. | ■ Elle n'est pas synthétisée par l'organisme et doit être apportée par notre alimentation : germes de blé et huile de germes de blé, huile d'argan, d'onagre, d'argousier, de tournesol, d'olive, noisettes et amandes sèches, poissons gras, beurre cru.<br>■ Existe aussi en compléments alimentaires (gélules). |

| Nom de l'antioxydant | Autres propriétés | Sources |
|---|---|---|
| Vitamine C (naturelle) | ■ Participe à la formation et au soutien du collagène favorisant élasticité et tonicité de tous les tissus : peau du visage, muscles, organes… <br> ■ Soutient le système immunitaire. | ■ Par ordre décroissant : l'acérola (vingt fois plus que dans l'orange), la baie d'églantier, le piment rouge cru, le persil, le kiwi, la fraise, l'orange, le pamplemousse. |
| Flavonoïdes | ■ Neutralisent les radicaux libres, protégeant ainsi les membranes des cellules et assurant un ralentissement du vieillissement de divers organes : yeux, peau, prostate, cartilages. | ■ Fruits et légumes : carottes, tomates, oranges, raisins, grenades… <br> ■ Nombreuses boissons : vin, bière, lait de soja, thé. <br> ■ Chocolat. |
| Polyphénols | ■ Soutiennent le système immunitaire et aident à lutter notamment contre les maladies inflammatoires et cardiovasculaires. | ■ Principalement dans les fruits : pommes, raisins, kakis, pamplemousses… Les fruits rouges contiennent une classe particulière de polyphénols, les anthocyanes. |

## Pensez-y !

À partir de 45 ans, les femmes ont un besoin accru d'antioxydants (en particulier de vitamine E) dont la quantité présente dans leur corps diminue sans cesse.

# Le fonctionnement des autres émonctoires

Si la fonction du foie est centrale dans le processus de détoxination, l'appareil urinaire (les reins), la peau, les poumons et les intestins sont des lieux d'élimination à ne pas négliger, notamment parce qu'ils peuvent soulager le foie dans son travail.

## Les poumons

Ils jouent aussi un rôle dans la transformation des colles, résidus des féculents et des graisses, lorsque le foie est débordé et ne suffit plus à leur évacuation. Un système de veines, appelé système azygos, a pour fonction de dériver le sang issu de la digestion depuis les intestins vers les poumons, puis le cœur. Des mucosités issues des colles peuvent alors apparaître au niveau des voies respiratoires.
La dégradation des lipides se fait conjointement dans le foie et les poumons. Les lipides sont transportés jusqu'aux poumons par les canaux

### Comment soulager les poumons ?

Dans le cas de troubles d'hiver de la sphère ORL, plusieurs solutions sont à utiliser conjointement.
- On dérivera vers le foie, c'est-à-dire qu'on encouragera le drainage hépatique, ou on soutiendra l'organe foie avec des plantes, et ce en fonction de sa vitalité et de son tempérament.
- On soutiendra la fonction respiratoire ou on l'encouragera pour oxyder les acides gras par des exercices et des huiles essentielles.
- On stimulera la peau et les glandes sébacées.
- On choisira une diététique permettant un repos des fonctions d'élimination surchargées, c'est-à-dire sans chocolat, produits laitiers, porc, huiles ordinaires raffinées ou cuites, sucres industriels et féculents raffinés.

lymphatiques. Les graisses, transformées en mucus et en glaires, sont expulsées par le nez et la gorge grâce à la toux et aux crachats. Lors de ces processus de dégradation, avec la respiration cellulaire, l'oxygène présent dans les cellules est consommé, ce qui produit du dioxyde de carbone, qui est donc un déchet de la dégradation des colles et des lipides. Ce dioxyde de carbone est dissous dans le plasma sanguin, puis réacheminé vers les poumons par la circulation sanguine veineuse, pour être expulsé dans l'air pulmonaire par le mécanisme d'expiration.

### Comment soulager les reins ?

- Boire en quantité pour diluer l'urine.
- Stimuler la couche basale de la peau : frictions, douches en alternant le chaud et le froid.
- Boire des tisanes sudorifiques : sureau, bardane, bourrache, reine-des-prés.
- Encourager la transpiration : bains chauds, enveloppements chauds d'huiles essentielles, sauna.

## Les reins

Les reins filtrent les déchets du sang, les diluent dans les liquides et les éliminent sous forme d'urine. En cas de surcharge, une partie des déchets s'accumule dans les reins et le reste pénètre dans le sang, lequel, s'il n'est pas épuré, laisse les déchets s'accumuler dans les tissus organiques. L'urine contient de l'urée, de l'acide urique, de l'acide hippurique, des sédiments cristallins, des acides organiques, de l'ammoniac, des molécules médicamenteuses, des additifs et polluants inorganiques divers, des gaz... S'ils ne sont pas évacués, ces déchets peuvent entraîner des maladies douloureuses : rhumatismes aigus et chroniques, sciatiques, calculs, névrites, eczémas secs, brûlures urinaires... Lorsque la quantité de toxines dépasse la capacité d'élimination des reins, l'organisme peut solliciter la peau.

## La peau

### Le rôle de la peau

Plus qu'une enveloppe, la peau est un organe à part entière. C'est même celui dont la masse et la surface sont les plus importantes : 5 kg et 2 m² pour un adulte de taille moyenne. Véritable interface avec le monde extérieur, la peau protège les autres organes des infections, des blessures et des rayons solaires nocifs.

La peau est riche en terminaisons nerveuses qui permettent la perception de sensations : pression, température, douleur ou plaisir. Ces terminaisons nerveuses sont directement reliées au cerveau. C'est là tout l'intérêt des massages qui, outre le plaisir qu'ils procurent, permettent une action directe sur le système nerveux. Les massages ont également un intérêt dans la détoxination car ils permettent d'augmenter la circulation, d'abord en surface, au niveau de la peau, mais aussi au niveau des organes grâce aux techniques réflexes. La mise en mouvement des liquides entraîne les toxines vers les lieux de l'élimination.

### Les glandes sébacées

Les deux millions de glandes sébacées présentes dans le derme (couche inférieure de la peau) produisent du sébum qui protège la peau contre les agressions microbiennes (champignons, bactéries). Pour cela, il se mélange à la sueur et aux débris présents à la surface de l'épiderme et forme un film, constitué d'eau et de graisse, qui recouvre l'épiderme et le préserve ainsi des agressions extérieures et du dessèchement.

Si la fonction hépatique est perturbée ou diminuée, les glandes sébacées peuvent fournir un travail supplémentaire pour éliminer des toxines. Le sébum excessif n'est rien d'autre qu'une élimination accrue de corps lipidiques (matières grasses) qui se manifeste sous forme de points noirs et blancs, d'acné ou d'eczéma suintant. D'où, encore une fois, l'importance de l'alimentation, y compris pour la peau !

## Comment soulager la peau ?

- Stimuler le foie et la vésicule biliaire avec des plantes et une bouillotte chaude.
- Augmenter la circulation des liquides afin qu'ils soient plus rapidement filtrés au niveau du foie et des reins grâce à des exercices physiques, des massages, des bains dérivatifs.
- Encourager les reins à l'aide de plantes drainantes : reine-des-prés, queues de cerises, bouleau, bruyère, pissenlit, poireau, asperge.
- Dans le cas de troubles acides, envisager une diététique alcalinisante.

### Les glandes sudoripares

Entre deux et quatre millions de glandes sudoripares – soit 100 à 200 par $cm^2$ de peau, avec une plus grande concentration sur les pieds, les mains, le front et les aisselles – produisent la sueur qui permet au corps de réguler sa température et d'éliminer des toxines : acide lactique (issu du travail des muscles), acétique, propionique, butyrique, urique et aussi ammoniac, chlorure, métaux lourds et toxines de synthèse.

À l'âge adulte, chaque être humain élimine entre 0,5 et 1 l de transpiration par jour. La transpiration est un phénomène indispensable à la santé parce qu'elle permet l'évacuation de molécules intoxicantes.

En elle-même, la sueur est inodore. Mais, à la surface de la peau, elle entre en contact avec des bactéries qui provoquent un phénomène de macération : c'est ce qui lui donne son odeur désagréable. Si la fonction rénale d'élimination baisse, en raison de pathologies ou de déséquilibres divers, les glandes sudoripares peuvent intervenir pour faciliter l'élimination. Les cristaux acides seront alors en partie excrétés par la peau qui laissera apparaître des dartres, rougeurs, dermatites ou de l'eczéma atopique.

## Les intestins

L'appareil digestif, ce long tuyau qui va de la bouche à l'anus, a pour fonction l'assimilation de nos aliments, leur transformation en matières nutritives pour les cellules, et leur élimination.
Il est constitué de l'intestin grêle et du côlon, ou gros intestin. Ceux-ci ne sont pas considérés comme des émonctoires à proprement parler, bien qu'ils aient une fonction d'élimination évidente. La naturopathie est très attentive à la bonne santé des intestins parce qu'ils représentent 80 % de notre barrière immunitaire physique et que la qualité de la muqueuse intestinale fait la qualité du transport des nutriments dans le sang et vers les cellules.
En effet, le bol alimentaire, après avoir traversé l'estomac et l'intestin grêle, arrive au niveau du côlon. Il contient alors les matières non assimilées par l'organisme. Le rôle principal du côlon est d'absorber l'eau du bol alimentaire afin de concentrer les matières fécales : 86 % de l'eau doit être absorbée pour que les selles aient une consistance normale. À 88 %, elles sont trop dures, entraînant une constipation ; à 82 %, elles sont trop fluides, provoquant une diarrhée.
C'est aussi au niveau du côlon que s'opère la synthèse des vitamines du groupe B (aidant à la concentration, la mémorisation, le sommeil) et l'assimilation de la vitamine K, importante dans la coagulation du sang. Son rôle est essentiel à bien d'autres égards, notamment pour la fixation du calcium. Le côlon est également peuplé d'une flore qui contribue à l'équilibre microbien en limitant les germes pathogènes. Les intestins ont donc un rôle immunitaire fondamental.
Si des matières alimentaires mal digérées et non assimilées, du fait d'une grande ingestion d'aliments ou d'une mauvaise mastication, arrivent en trop grande quantité dans le côlon, les bactéries qui y résident, excessivement nourries, prolifèrent et deviennent irritantes. Elles remontent dans l'intestin grêle et entraînent des troubles digestifs : fermentation anormale, ballonnements, diarrhées...

Si le transit est ralenti, les germes pathogènes prolifèrent et l'absorption de l'eau se prolonge, entraînant des selles dures et sèches, donc une constipation.
Rares sont les gens qui ont un transit normal : une à deux selles par jour. Les déchets se déposent, tapissent la paroi intestinale et, à la longue, empêchent l'absorption des vitamines et des sels minéraux. Apparaissent alors des carences nutritionnelles, et ce, même avec une alimentation saine, entraînant de nombreux troubles chroniques : colite, colopathie fonctionnelle (syndrome de l'intestin irritable), constipation... Qui sont potentiellement le lit de maladies lésionnelles. Ces troubles ont de grands risques de durer, d'où l'intérêt de lavements rectaux réguliers (voir p. 85-86).

## L'appareil génital féminin

L'utérus est considéré par les naturopathes comme un émonctoire supplémentaire propre à la femme : règles et pertes vaginales seraient un moyen d'élimination, la menstruation permettant de purger l'organisme de ses toxines. Certaines pilules et stérilets à imprégnation hormonale, qui annulent les règles, priveraient donc le corps de cette fonction d'élimination.
Dans la même perspective, les bouffées de chaleur ressenties à la ménopause seraient un moyen pour le corps d'éliminer, par une forte transpiration, des toxines qui ne le sont plus par les menstrues. Il est alors fondamental de stimuler cette élimination pour éviter l'accumulation de toxines en encourageant, par exemple, la transpiration grâce au sauna. La dérivation émonctorielle vers la peau permet ainsi de compenser une élimination insuffisante du côté de l'appareil génital.
Cet exemple prouve une fois de plus qu'il est fondamental de toujours faire fonctionner nos émonctoires ensemble pour que la détoxination puisse se faire au mieux sans épuiser aucun organe en particulier, et que c'est possible grâce à quelques techniques faciles à appliquer.

# 4

# La détox en pratique

La détox n'est pas magique : il ne suffit pas de mettre quelques plantes dans un grand verre d'eau ni d'avaler des gélules plusieurs fois par jour pour qu'elle soit efficace. Il est d'abord important de bien comprendre comment fonctionnent les processus d'élimination, comme nous l'avons fait dans les chapitres précédents, puis d'identifier les techniques à privilégier. Si vous souhaitez faire une détox aux changements de saison, au lendemain d'une fête ou après des soins médicaux lourds, la cure ne sera pas la même. Ce chapitre vous donne toutes les clés pour choisir votre technique de détox en fonction de vos besoins et en toute sécurité.

# Huit règles d'or pour une détox en toute sécurité

En naturopathie, la détoxination s'inscrit dans une vision globale de la santé : il s'agit d'être attentif aux différentes réactions de son organisme et de lui apporter les moyens de son équilibre. Cela peut se faire facilement grâce à quelques techniques simples, à condition de respecter certaines précautions. En cas de doute, faites appel à un praticien naturopathe.

## 1. La détox n'est pas un remède miracle.

Appliquer telle ou telle pratique de détox lorsqu'on tombe malade est un non-sens. Mais prendre l'habitude de se détoxifier de manière régulière est un acte préventif qui vous permettra de vous sentir mieux dans votre corps et évitera l'apparition de troubles.

## 2. La détox n'est pas un régime.

Bien qu'une perte de poids accompagne souvent une détoxination, cela doit être une conséquence et non un but. Lorsqu'on fournit au corps les moyens de son équilibre, il se débarrasse de l'inutile, dont de quelques kilos en trop. Quand on perd du poids, les graisses fondent et libèrent alors des toxines. Leur remise en circulation massive peut entraîner fatigue et baisse de moral, mais aussi abîmer les tissus en fonction de la nature de ces toxines. En cas de perte de poids importante, il est donc essentiel de pratiquer une détoxination sérieuse et accompagnée par un professionnel.

## 3. Une détox importante doit être accompagnée.

Quand l'intoxication par des métaux lourds et des xénobiotiques a été importante, la détoxination doit être bien comprise et accompagnée afin d'éviter des effets inverses, voire des lésions. Ainsi, plus il y a eu de soins médicaux conséquents, plus la médication ou l'intoxication a été lourde, et plus il faut être vigilant. Fatigue, douleurs diffuses, ganglions gonflés sous les oreilles, syndrome prégrippal, doivent vous mettre en alerte. Vous devez alors impérativement être suivi par un praticien naturopathe.

## 4. La détox est pratiquée uniquement si la personne a suffisamment de vitalité.

Fatigue, tensions nerveuses et émotionnelles, stress quotidien, grands bouleversements de la vie amenuisent beaucoup notre vitalité. Notre énergie n'est pas illimitée et doit être « rechargée » afin que notre organisme et ses procédés d'élimination fonctionnent au mieux. Commencer une cure de détoxination avec une vitalité trop basse reviendrait à faire la poussière et secouer votre chiffon dans la même pièce, fenêtres fermées. Donc, si le corps est trop affaibli, en cas de stress, de convalescence, et pour les personnes de tempérament cérébral et nerveux qui ressentent une grande faiblesse ou une grande nervosité, la détoxination sera obligatoirement précédée d'une cure de revitalisation.

L'objectif est de multiplier les apports dits « vitalogènes », ou porteurs de vie : aliments vivants, eau pure, repos, détente, gestion des émotions, musique, nature, ensoleillement (luminothérapie), exercices physiques et respiratoires... Cette cure peut se faire en ville, bien qu'un séjour à la montagne ou au bord de la mer soit l'idéal.

Cette revitalisation sera également nécessaire à la fin de la cure de détoxination.

## 5. La détox se pratique sous forme de cure.

La durée de la cure peut varier d'une journée à trois mois. Les cures aux changements de saison, par exemple, durent une vingtaine de jours tandis que la cure des lendemains de fête peut consister en une seule journée de détoxination.

## 6. La détox dépend des capacités d'élimination de chacun.

Votre capacité d'élimination est fonction de votre vitalité mais aussi de votre tempérament. On adaptera donc l'intensité, la durée et les techniques de la cure à chacun.

### Les quatre piliers de la détox

**1.** Encourager la détoxination naturelle du corps en mettant en mouvement les liquides grâce à la phytothérapie, des exercices physiques, des massages et techniques réflexes, l'hydrothérapie...

**2.** Diminuer la quantité de toxines entrantes. Pour cela, on supprime les surcharges en limitant les quantités de nourriture et en privilégiant la qualité des nutriments.

**3.** Ouvrir les émonctoires en fonction du tempérament de chacun et du type de toxines à éliminer grâce à la diététique, mais aussi à la phytothérapie, aux exercices physiques, massages, hydrothérapie...

**4.** Si nécessaire, se recharger en énergie vitale. C'est l'objectif de la cure de revitalisation. Elle implique aussi bien l'alimentation que d'autres techniques.

## 7. La détox implique plusieurs techniques à utiliser ensemble.

La naturopathie cherche à faire réagir l'organisme afin qu'il retrouve son équilibre. Pour ce faire, elle utilise diverses techniques et différentes injonctions à l'adresse du corps : diététique, massages, techniques respiratoires, phyto-aromatologie, exercice physique, hydrothérapie, détente... choisies et utilisées de manière complémentaires pour une réelle efficacité.

## 8. La détox implique le corps ET la tête.

La naturopathie considère la personne comme un ensemble corps-esprit. Nous serions traversés par environ soixante-cinq mille pensées par jour, dont seulement une infime partie serait vraiment utile : les autres ne seraient que des ruminations quotidiennes de nos problèmes. Or, lorsque notre mental se focalise sur ce qui ne va pas, les pensées deviennent tout aussi toxiques que des molécules chimiques. Il sera donc essentiel d'associer à la détox des pratiques de détente et de méditation pour un bien-être total.

# Le rôle-clé de l'alimentation

Notre alimentation est souvent trop riche en quantité, mais pas assez en qualité nutritive : l'organisme est globalement intoxiqué par trop d'apports, mais les cellules manquent de nutriments indispensables à leur bon fonctionnement. Il faut donc faire à la fois le choix d'une alimentation plus nutritive et diminuer les apports toxiques grâce à quelques principes de diététique. Nourri et nettoyé, le corps repartira de plus belle !

## Les fruits et légumes

Parce qu'ils nous apportent enzymes, minéraux, oligoéléments et vitamines, les fruits et légumes sont essentiels à notre santé. Néanmoins, ils ne suffisent pas à combler nos besoins. Dans notre assiette, nous devons aussi trouver des graisses (les lipides), des sucres (les glucides) et des protéines animales ou végétales (les protides).

### Une richesse en nutriments essentiels

Les légumes crus sont riches en nutriments organiques vivants, donc aptes à permettre l'intégrité et la vitalité du corps. Ils contiennent également des fibres qui, bien qu'elles n'aient pas de valeur nutritive spécifique, font office de « balai intestinal ». Sans apport de fibres, le côlon ne peut pas fonctionner correctement, et l'élimination est perturbée.
Les fruits et légumes crus contiennent des enzymes (ou diastases). Celles-ci sont intimement impliquées dans le fonctionnement de toute forme de vie au plus petit niveau : l'atome. Ce sont des catalyseurs, c'est-à-dire qu'elles activent les réactions chimiques vitales sans pour autant voir leur propre statut modifié. Ce sont elles, par exemple, qui déclenchent la germination des graines.

## Les graines germées, mode ou réalité nutritionnelle ?

À l'intérieur des graines, les enzymes et autres nutriments se trouvent à l'état de latence. Lorsqu'elles germent, les graines sont donc particulièrement riches en enzymes, oligoéléments, minéraux (magnésium, phosphore, potassium, calcium, zinc, fer) et vitamines, qui permettront leur croissance. Manger des graines germées nous permet d'absorber tous ces nutriments.

Notre corps héberge des centaines de milliers d'enzymes différentes qui facilitent les quelque cent mille réactions chimiques réalisées par seconde dans chacune de nos cellules. Les enzymes permettent ainsi le bon fonctionnement de l'organisme : respiration, digestion, construction des os et des muscles, élimination des toxines, renforcement de l'immunité, etc.
Nous naissons avec une quantité limitée d'enzymes et cette réserve est censée durer toute notre vie. Or, elle commence à diminuer à l'âge adulte, et autour de 45 ou 50 ans, nos réserves sont déjà bien entamées, entraînant une baisse de notre capacité à digérer, transformer, assimiler et éliminer. Consommer des aliments crus et frais permet de compenser ces pertes dues aux excès alimentaires, à l'alcool, aux contacts répétés avec des molécules chimiques, au stress, etc. Les coenzymes (minéraux, vitamines, oligoéléments) qu'ils contiennent également favorisent l'activité des enzymes, certaines sont même indispensables.

Les minéraux (calcium, chlore, phosphore, potassium, magnésium et sodium) sont, quant à eux, présents naturellement dans l'humus des sols et l'eau. Suite à leur absorption par les plantes et les animaux qui s'en nourrissent, nous les retrouvons dans notre alimentation.
Restent les oligoéléments, aussi appelés « éléments traces », car ils sont présents en très petite quantité dans notre organisme. Le fer, l'iode, le cuivre, le manganèse, le molybdène, le sélénium, le zinc, le

fluor, permettent toutes sortes de réactions chimiques naturelles. Le fer est essentiel à la production des globules rouges et au transport de l'oxygène dans le sang ; le zinc permet la fixation du magnésium et est nécessaire à plus de deux cents réactions (respiration, reproduction, immunité, cicatrisation). Le fluor assure la solidité de nos os et protège nos dents contre les caries, à condition de ne pas trop en consommer, ce qui a l'effet inverse… Les oligoéléments travaillent ensemble en cascade de réactions. Si l'un d'eux manque, l'enchaînement des réactions est interrompu et c'est le fonctionnement de tout notre organisme qui est perturbé. Au départ, c'est une perturbation dite « à bas bruit », sans tambour ni trompette, mais responsable de nos petits troubles quotidiens qui nous gâchent la vie, jusqu'au jour (un an, dix ans plus tard) où un trouble plus grave est diagnostiqué…

## Et les compléments alimentaires, alors ?

Notre alimentation et notre mode de vie moderne ne garantissent pas toujours des apports suffisants de substances nutritionnelles nécessaires, d'où l'intérêt des compléments alimentaires. Cependant, il n'est pas simple de choisir les bons sur un marché saturé d'offres alléchantes. Soyez vigilant.

- Vérifiez bien que la molécule recherchée est suffisamment présente dans la gélule. Comparez avant de choisir.
- Le mode d'extraction ou de préparation doit être connu et convenable : les méthodes de séchage ou d'extraction douces et à froid sont les meilleures.
- La provenance du produit est importante. Préférez les cultures artisanales, éthiques et locales.
- Soyez attentif à la teneur en substances antioxydantes naturelles d'un produit.
- Préférez les origines naturelles. Le magnésium marin n'est pas absorbé de la même manière que le chimique.
- Préférez la plante totale qui contient une molécule recherchée à la molécule extraite de la plante. Par exemple, choisissez le chardon marie plutôt que sa composante, la sillymarine.

## Nos enzymes ont la vie dure !

Parce qu'ils sont traités contre la germination et le pourrissement, les légumes et les fruits restent intacts pendant trois semaines dans notre réfrigérateur ou notre placard... Cependant, leurs enzymes et leurs vitamines sont partiellement ou totalement détruites au cours des procédés visant à améliorer leur conservation. Il est donc beaucoup plus souhaitable de choisir ses légumes de saison, chez un producteur local, plutôt que dans les grandes surfaces où trônent sur les étals de belles pommes toutes identiques et imputrescibles !

Les vitamines doivent être au menu de notre alimentation car le corps en fabrique très peu. Très fragiles, elles résistent mal à la chaleur et au contact de l'air.

### Comment consommer les fruits et légumes

Nos modes de cuisson à la cocotte-minute ou dans l'eau bouillante détruisent les micronutriments, d'où l'intérêt d'utiliser la cuisson à la vapeur, plus douce. Vous constaterez également qu'un fruit ou un légume coupé s'oxyde très rapidement (il brunit), ce qui entraîne la destruction des micronutriments.

Plus les légumes et fruits sont coupés et lavés, voire laissés à tremper, plus la perte en vitamines, oligoéléments et enzymes est importante. Mieux vaut les rincer, les gratter et les cuire entiers. Les légumes bio, qui n'ont pas subi de traitement, trouvent ici tout leur intérêt.

L'idéal reste de consommer les fruits et légumes crus. Cependant, les fibres que contiennent les crudités peuvent irriter la paroi des intestins et provoquer gaz et ballonnements. Si c'est votre cas, les jus de fruits et de légumes crus sont une alternative intéressante. Débarrassés de leurs fibres par l'extracteur, les jus de légumes apportent à nos cellules, sans irriter l'intestin, l'intégralité de leurs nutriments. C'est par ailleurs un excellent moyen d'absorber facilement une grande quantité de légumes crus.

## Les lipides

Ils apportent les acides gras essentiels. On les dit « essentiels » parce qu'ils ne sont pas fabriqués par le corps : leur apport ne peut donc venir que de notre alimentation. Ils apaisent l'inflammation, cause première de nombreux maux articulaires, vasculaires, tissulaires et cellulaires et sont, à ce titre, fondamentaux.
Leur action sur la douleur (syndrome prémenstruel, par exemple), mais aussi sur notre système immunitaire (grippe) est importante. Les acides gras essentiels ont également un effet nourrissant pour la peau et les muqueuses intestinales, équilibrant pour le système hormonal et apaisant pour le système nerveux.

Charcuterie, graisse de canard et produits laitiers cuits (quiche, fromages à pâte cuite) sont nécessaires à notre équilibre lipidique. Cependant, consommées en excès, les graisses deviennent facteur d'inflammation. Et toutes les graisses ne se valent pas : veillez à ne consommer que deux portions de gras cuit pour cinq portions de gras cru.

Composez votre assiette :
- **d'huiles végétales crues** première pression à froid (trois cuillerées à soupe par jour) : olive, colza ou cameline, noix, lin, chanvre, onagre, bourrache... parfumeront vos légumes et poissons après leur cuisson.

### Vrai ou faux ?

**« Le gras est mauvais et il faut l'éviter. »**

Faux ! Les graisses constituent 15 % de notre masse totale. Notre cerveau est à 80 % composé de gras et les membranes des milliards de nos cellules, y compris celles des neurones, sont saturées de gras. Un apport de graisses suffisant et de bonne qualité est indispensable à notre santé physique et mentale.

Vous pouvez également les choisir sous forme de compléments alimentaires, mais l'intégration aux plats reste l'apport le plus simple ;
- **d'oléagineux :** noix, noisettes, amandes, noix de cajou, de macadamia, du Brésil... Choisissez-les nature ;
- **de poissons gras :** sardine, maquereau, saumon... Si leur teneur en polluants divers pose un réel problème, en consommer est indispensable. La détoxination prend ici, encore une fois, tout son sens. Mieux vaut choisir des poissons sauvages plutôt qu'élevés, petits plutôt que gros. Vous pouvez vous régaler de sardines et de thon à l'huile d'olive en conserve ou prendre en compléments alimentaires de qualité des huiles issues de petits poissons des mers froides. Les fruits de mer sont précieux pour ces apports – et d'autres (minéraux, iode...) ;
- **de mâche,** d'avocat, de chou cru, d'algues et de soja frais ;
- **de beurre** et fromage au lait cru, la pasteurisation détruisant l'intérêt des acides gras essentiels ;
- **d'œufs** – à la coque, pour préserver le jaune du contact direct avec la chaleur qui détruit les acides gras.

## Les glucides

Il existe deux catégories de sucres : les sucres rapides et les sucres lents. Les deux sont composés de chaînes de molécules de glucose, mais elles sont courtes pour les sucres rapides et longues pour les sucres lents. Les sucres rapides entraînent une réaction brutale de l'organisme, qui sollicite fortement le pancréas et la production d'insuline (voir p. 21). Au contraire, l'intérêt des sucres lents est de distiller lentement le glucose dans l'organisme, sans intervention massive du pancréas ni de l'insuline. Il faut savoir que les féculents raffinés se comportent dans l'organisme comme des sucres rapides.

Si les sucres rapides sont essentiels au cerveau et aux muscles, évitez les sucres raffinés et préférez des sucres complets, riches en enzymes, vitamines et oligoéléments, présents dans les fruits frais et secs. Les sucres lents seront apportés par les fruits amidonnés (banane, châtaigne), les légumineuses (lentilles, pois, haricots), les pommes de terre et les céréales complètes.

## Les protides

Les protides comprennent une catégorie d'éléments importante pour l'organisme : les protéines. Elles sont formées d'une chaîne de molécules appelées acides aminés. Contrairement aux lipides et aux glucides, le corps ne les stocke pas et ne les fabrique pas à partir d'autres nutriments, il est donc essentiel de lui en apporter par l'alimentation. Ces acides aminés assurent le transport et le stockage des substances nutritives : eau, lipides, glucides, protéines, minéraux et vitamines.
Neuf nous sont indispensables : la lysine, la thréonine, le tryptophane, la méthionine, la valine, l'isoleucine, la cystéine, la leucine et la phénylalanine. Cette dernière, par exemple, est à la source de la fabrication des neurotransmetteurs.
On en trouve dans les viandes blanches et rouges, les produits laitiers, les œufs, les charcuteries, les poissons et coquillages, les légumineuses et les fruits azotés (oléagineux, champignons, graines).

### Modérez les apports de protéines animales

Nous avons besoin d'apports de protéines, notamment animales, mais leur consommation en excès est source de toxines : acides, urée, ammoniac, cholestérol... Sans compter les produits chimiques ingérés par le bétail.

Vous pouvez diminuer votre consommation de protéines animales en en remplaçant une partie par des protéines végétales, par exemple en mélangeant au cours du même repas céréales et légumineuses à parts égales (riz et lentilles, riz et haricots rouges, blé et pois chiches...).

# L'art de la diététique

Plus les mélanges d'aliments sont importants (entrée, plat, fromage, dessert, pain, café), plus la digestion est longue et consommatrice d'énergie. La diététique est l'art de la juste association d'aliments, au profit d'une digestion simple et d'une forme décuplée.

La quantité et la qualité de nourriture nécessaire à chacun dépend de ses besoins et de son tempérament. Lorsque vous entamez une cure de détoxination et que vous modifiez votre mode d'alimentation, il peut être difficile d'estimer les apports adéquats de nourriture. Or, il ne s'agit pas de vous affamer ! C'est pourquoi les apports de légumes sont à volonté.

Certains signes doivent vous alerter sur la façon dont votre corps réagit à la diète : la faim, une grande fatigue ou une frilosité inhabituelle signalent des apports alimentaires insuffisants ou un besoin d'une diète plus progressive. Encore une fois, il est impératif de rester à l'écoute de votre organisme. Il existe, pour chacun, des quantités d'apports alimentaires confortables et qui permettent une bonne détoxination générale.

## La dissociation alimentaire

Très utilisée en naturopathie, la dissociation consiste à ne consommer au cours d'un repas que des aliments qui font appel aux mêmes lieux de digestion. L'objectif est de simplifier la digestion pour une élimination plus efficace des toxines, avec pour conséquences un regain d'énergie et, souvent, une légère perte de poids.

Comme toutes les cures, celle-ci peut durer d'un jour à trois mois, en fonction de votre vitalité. Au-delà de trois mois, il vous faudra appliquer la règle des 80/20 : 80 % de féculents avec 20 % de protéines, ou l'inverse. Ainsi, cette diète devient une hygiène de vie particulièrement intéressante tant pour la santé que pour la vitalité et le contrôle du poids.

Les protéines commencent à être digérées dans le milieu acide de l'estomac ; les féculents et autres sucres, dans le milieu alcalin du duodénum, la partie haute de l'intestin grêle ; la cellulose des légumes ne subit pas de digestion, elle libère directement ses valeurs nutritives au niveau de l'intestin.

Les fruits et jus de fruits dits « aqueux » (pommes, poires, fraises) se digèrent en seulement 20 minutes – contre 1 h 30 pour du lait écrémé et 3 à 4 heures pour un morceau de bœuf. Les fruits doivent donc être consommés de préférence en dehors des repas, car en présence d'autres aliments, ils stagnent trop longtemps dans le système digestif et y provoquent la fermentation de tout le bol alimentaire. Il en résulte une perte des nutriments, des ballonnements et éventuellement des brûlures d'estomac.

## La diète hypotoxique

L'alimentation hypotoxique fait abstraction de tous les aliments porteurs ou créateurs de toxines. Sont concernés les produits raffinés (voir p. 21), les produits de l'industrie agroalimentaire (les plats préparés, allégés...), la viande rouge, les graisses cuites, les sodas et les produits laitiers. Les supprimer permet un regain d'énergie vitale et évite les ajouts d'autres toxines qui viendraient compliquer l'élimination de celles déjà accumulées.

## La diète restrictive

Moins absolue que la diète hypotoxique, la diète restrictive consiste en la diminution, voire la suppression, de certains aliments visiblement toxiques pour une personne en particulier. Elle peut se pratiquer

# Fiche pratique

## Manger dissocié, c'est tout simple !

**• PETIT-DÉJEUNER**

La première question à vous poser est la suivante : « Ai-je faim ? » Nombreux sont ceux qui mangent le matin parce qu'ils entendent souvent que « le petit-déjeuner est le repas le plus important de la journée », alors qu'ils n'ont pas vraiment faim.

Si vous n'avez pas d'appétit, il vous suffit d'avoir au bureau ou dans votre sac un mélange de noix et de fruits secs (raisins, figues, mangues, abricots...) et de les manger au moment où la faim se manifestera.

Si vous avez envie de manger, différentes possibilités se présentent :

- 1/2 banane écrasée, mélangée à 2 cuillerées à soupe d'huile de noix ou de cameline + le jus de 1/2 citron + 1 cuillerée à soupe d'oléagineux concassés (amandes, noisettes, noix de cajou, noix du Brésil, graines de lin, de sésame, de courge) + 3 fruits de saison.

OU

- Pain grillé, biscottes, crackers tartinés de purée d'amandes ou de sésame.

OU

- Flocons d'avoine cuits au lait d'avoine.

Accompagnés d'une boisson chaude de votre choix, idéalement une tisane, un thé blanc ou rouge ou un succédané de café type chicorée.

*Idées matin :*

La tisane à base de feuilles de coca. Issu des hauts plateaux andins, le maté de coca a un effet fortifiant, stimulant et énergisant et aide également à la concentration.

Une infusion de racine de gingembre, cardamome, clou de girofle et cannelle est délicieuse et vous donnera un bon coup de fouet pour démarrer la journée. Elle vous aidera à gérer le stress et encouragera votre concentration, tout en protégeant vos intestins.

**• DÉJEUNER**

- 1 protéine (viande rouge ou blanche, poisson, œuf ou fromage) + légumes crus et cuits, non farineux (brocolis, betteraves, courgettes, carottes...), à volonté. Pas de pain ni de dessert.

OU

- Féculents (pâtes, riz, graines) ou légumes farineux (pommes de terre, haricots, pois chiches...) + légumes crus et cuits à volonté, arrosés d'huile végétale crue première pression à

froid (olive, noix, noisette, colza...). Pas de pain ni de dessert.
OU
- Céréales (riz complet ou semi-complet, quinoa) + légumes crus et cuits à volonté, arrosés d'huile végétale crue. Pas de pain ni de dessert.

**• COLLATION DE L'APRÈS-MIDI**

Fruits de saison crus ou cuits en compote sans sucre ou secs + oléagineux. Idée goûter : les smoothies. Banane + fruits de saison : pomme, poire, fraise ou purée de myrtilles + (éventuellement) jus d'orange frais l'hiver. Mixez et parsemez d'oléagineux concassés.

**• DÎNER**

Prenez-le avant 21 heures, afin de passer la nuit avec un estomac vide et une digestion légère.
Légumes crus et cuits sous toutes leurs formes, l'idéal étant une assiette composée. Ni pain, ni fromage, ni dessert. Si vous n'avez pas mangé de féculents à midi, vous pouvez les ajouter au dîner. Adaptez votre repas à vos réels besoins, avec parcimonie.
Idées dîner : soupe de champignons, salade de pois chiches aux oignons et au cumin, poêlée de légumes verts.

sans problème au-delà de trois mois. Certains y trouveront la réponse à des maux qu'ils croyaient installés !

• **Troubles réguliers de la sphère respiratoire** (rhinites, bronchites, asthme chronique). Excluez les produits laitiers (beurre, crème, fromage, lait) et les produits raffinés pendant plusieurs mois, afin de désinflammer les fonctions respiratoires et de désengorger votre foie.

• **Taux de glycémie élevé.** Préférez des fruits frais et des aliments complets, à l'indice glycémique plus faible, à des apports de sucres raffinés (sodas, sucreries, desserts, pains et pâtes raffinées).

• **Acidité gastrique.** Ne consommez plus de protéines au dîner et privilégiez la viande blanche, le poisson et les œufs au déjeuner. Vous pouvez en plus faire une diète dissociée (voir « La dissociation alimentaire », p. 68-69) afin de diminuer la production d'acides et de soulager votre estomac.

## La monodiète

Elle consiste à ne manger qu'une seule sorte d'aliments tout au long de la journée. Le fait de ne pas avoir à digérer de mélanges simplifiera grandement le travail du système digestif. Choisissez des aliments qui apportent des nutriments en quantité et ne font presque pas travailler le système digestif. L'énergie ainsi économisée sera utilisée par l'organisme pour détoxiner et réparer votre corps. La monodiète peut se faire un jour par semaine ou plusieurs jours d'affilée. Le résultat est un regain d'énergie, un teint clair et une sensation de légèreté.

Du réveil jusqu'au coucher, mangez sans restriction de quantité, toutes les deux ou trois heures selon votre faim :

- des jus de légumes crus et frais faits maison, ou de légumes lacto-fermentés (boutiques bio). La fermentation protège les nutriments de l'oxydation et crée d'autres composés intéressants pour l'organisme ;
- OU des compotes de fruits non sucrées ;
- OU de la soupe de légumes (non farineux) épaisse.

## La monodiète en toute sécurité

Il est important de surveiller votre frilosité et votre fatigue, preuves que votre organisme souffre. Certaines personnes peuvent fonctionner normalement, travailler toute la journée et pratiquer cette monodiète plusieurs jours, d'autres n'en ont pas la capacité. Il est difficile pour le corps de passer d'une alimentation toxique à une monodiète de quatre jours !
Plus on est intoxiqué, moins il faut être ambitieux. Mieux vaut faire une monodiète un jour par mois et augmenter au fur et à mesure la durée que de débuter directement par une semaine de monodiète. Soyez bien attentif aux signaux que vous envoie votre organisme et respectez son rythme.

On peut aussi envisager une cure de fruits frais crus, comme par exemple une cure de raisin (voir p. 98-99).

## La cure de jus de légumes

L'extracteur de jus de légumes sépare l'eau distillée et les éléments minéraux des fibres. Vous obtenez un liquide riche en enzymes qui se digère sans aucune difficulté et en un temps record (dix à quinze minutes). 99 % des composés de ces jus sont assimilés, nourrissent les cellules et participent à leur régénération et à celle des tissus, glandes et organes du corps.
Les jus de légumes doivent être consommés frais, crus, sans conservateurs ni additifs, et extraits correctement. Il existe sur le marché toutes sortes de centrifugeuses et d'extracteurs à tous les prix, les meilleurs étant les plus pratiques pour vous. Mais attention, plus ils chauffent et plus il faut boire le jus rapidement. L'ajout de citron retarde l'oxydation. Vous pouvez aussi ajouter du poivre et du curcuma qui renforcent l'effet détox du jus.

## Fiche pratique

### Recettes de jus de légumes

**• Le premier jus pour apprivoiser le goût**

30 cl de jus de carottes crues + ½ fenouil et/ou ¼ de betterave rouge crue + ½ concombre.
Éventuellement 1 pomme ou orange + 1 petit morceau de gingembre + curcuma et poivre.
*L'intérêt :* des carotènes antioxydants et des vitamines A, alliés de la peau et des yeux.

**• Jus vert**

½ banane + 2 pommes + 1 grosse poignée d'épinards + un peu d'eau de source OU un peu de chou frisé + ½ concombre + 2 petites tomates + 3 carottes + jus d'½ citron.
Ces quantités sont indicatives.
À vous de les adapter à votre goût. Dans un premier temps, tempérez l'amertume des légumes avec des fruits frais de saison (banane, ananas, mangue, pomme, poire) à raison de 30 à 50 % de fruits pour 70 à 50 % de légumes verts (salade romaine, mâche, épinards, herbes aromatiques).
*L'intérêt :* ajoutez progressivement des légumes aux feuilles vert sombre pour bénéficier de leur chlorophylle, alliée de vos intestins, sans déclencher de vives réactions intestinales (gaz, ballonnements, diarrhées).
Commencez par boire ces jus au milieu des repas pour finir par les prendre le matin et entre les repas.

Buvez un demi-litre à quatre litres de jus par jour. Il est beaucoup plus facile d'avaler un volume important de jus de légumes crus que de manger la même quantité de crudités. Mastiquez bien les jus avant de les avaler, même s'il s'agit d'aliments liquides, afin de bien imprégner vos papilles de leurs riches enzymes.
Avec ces jus crus et frais, vous ferez plus que le plein d'énergie. Les jus et smoothies verts sont très riches en chlorophylle, intéressante à plus d'un titre : elle exerce une action régénératrice sur le sang (en lui fournissant notamment un apport accru en fer), neutralise les toxines, désintoxique le foie et le côlon, et freine la croissance des mauvaises bactéries. Les jus crus participent au nettoyage de l'organisme et à la détoxination du sang, le revitalisent et/ou le dynamisent.

## Le jeûne

Si vous n'avez pas l'habitude des cures de détox, pratiquer un jeûne seul peut être dangereux et est totalement déconseillé. Au début, tournez-vous vers un professionnel. Afin de réussir son jeûne, il est fondamental d'avoir suffisamment de vitalité. Si vous n'êtes pas sûr que ce soit votre cas, choisissez plutôt, pour débuter, une monodiète ou une diète restrictive.

Le jeûne peut durer d'un à quarante jours. Durant les deux premiers jours, l'organisme se met au repos et consomme ses surplus de sucres. À partir du deuxième ou troisième jour d'arrêt alimentaire, il commence à utiliser ses réserves en se servant selon ses besoins :

- dans les masses graisseuses, pour les transformer en sucre et en acides gras grâce à l'action du foie (voir p. 43-44) ;
- dans les muscles, pour synthétiser des acides aminés à partir des protéines, toujours grâce au foie ;
- dans les tissus dits « superflus » : kystes, fibromes, lipomes, dépôts de cholestérol, tumeurs et autres surcharges.

Cet ordre est lié à ce qu'on appelle l'autolyse, processus qui détruit les tissus en commençant par ceux de moindre importance. Déchets et surcharges sont donc éliminés en priorité. Les liquides sont filtrés par le foie, les reins, la peau, les poumons, et l'absence d'apports de nutriments concentre la fonction d'élimination sur les toxines.

Lors d'un jeûne, les urines et la sueur sont fortement teintées et odorantes, l'haleine est chargée, la langue blanche, et les selles continuent d'éliminer, malgré l'absence de nourriture, la desquamation intestinale et les résidus d'autolyse. Les organes nobles (foie, poumons, cœur, reins, cerveau), épargnés par l'autolyse, restent intacts jusqu'à quarante jours de jeûne.

L'inconvénient du jeûne est la survenue de ce que l'on appelle les crises curatives. Elles peuvent être extrêmement fortes et rappeler étrangement toutes les pathologies que vous avez pu connaître. Elles doivent être contenues par une équipe d'accompagnants compétents qui sauront vous rassurer, faire la différence entre la crise curative positive et la crise curative négative, et reconnaître les signaux de baisse d'énergie et des forces vitales.

La détoxination est un processus qui nettoie l'organisme au niveau corporel, mais aussi d'un point de vue émotionnel et psychique. Il

n'est pas rare, lors d'un long jeûne, de voir surgir des pensées, des émotions ou des schémas de fonctionnement psychique toxiques, dont on pourra alors se débarrasser.
Les thérapeutes spécialisés feront la part des choses entre la crise curative à proprement parler et des symptômes d'abattement, des hallucinations ou crises d'angoisses qui signalent que le jeûne doit impérativement prendre fin.

Vous l'aurez compris : pour un bon fonctionnement du corps et des processus de détoxination, l'alimentation est fondamentale. En associant une alimentation nutritive et équilibrée à des principes de diététique, vous aiderez votre organisme à éliminer les surcharges et à réguler ses fonctions d'élimination. C'est là que tout commence ! Il s'agira ensuite d'aller un peu plus loin dans la détoxination grâce à d'autres techniques simples.

# Les techniques de détox

Si l'alimentation est essentielle pour améliorer le fonctionnement de l'organisme, lui associer d'autres techniques permet de solliciter tous les émonctoires et d'optimiser les processus d'élimination. Ces techniques sont à utiliser dans le cadre d'une cure adaptée à vos besoins, à votre tempérament et au moment de l'année.

## Le contact avec la nature

La nature et les éléments sont sources de bienfaits pour notre santé. Le soleil et la lune rythment notre vie (durée du jour, saisons). La lune impacte la sphère psychoémotionnelle et les rythmes féminins. Le soleil a un effet évident sur notre humeur et son rayonnement est nécessaire à la synthèse de la vitamine D. Celle-ci permet à l'organisme de fixer le calcium sur nos os et agit sur notre humeur, notre sensibilité à la douleur et la cicatrisation de nos tissus.

L'air, quant à lui, est composé de particules chargées électriquement : les ions. Positifs, ils nous stressent et nous fatiguent. Pollution, appareils électriques et électroniques, aliments peu nutritifs, rumination mentale, espaces confinés sont autant de sources d'ions positifs acidifiant notre organisme, et dont le trop-plein provoque une sensation d'oppression.

Les ions négatifs, à l'inverse, nous dynamisent, nous apaisent et nous rechargent en énergie vitale. Ces ions négatifs (mais ô combien positifs pour notre santé !) se retrouvent partout dans les plantes, les légumes crus de notre assiette, l'eau en mouvement, les huiles essentielles… Alcalinisants, ils nous rééquilibrent. Leur carence est source de fatigue et de tensions, mais aussi de troubles physiques (sommeil non réparateur, stress, migraines, déprime…).

### En pratique...

Un bon « bol d'air » permet une « ionisation » massive essentielle dans la cure de revitalisation précédant la détox, surtout si vous êtes très fatigué et/ou stressé.

Chez vous ou au bureau, installez un ioniseur, un diffuseur d'huiles essentielles (voir « L'aromathérapie », p. 83) ou une petite fontaine, fortement créatrice d'ions négatifs lorsque les gouttes d'eau frappent une surface dure (galets...).

## Le sommeil

Le corps humain suit des rythmes biologiques, ordonnés par une horloge interne en accord avec les grands cycles de la nature : températures, durée du jour, mouvements de la lune... Ainsi, le cortisol, sécrété par le cerveau dès que la lumière est captée à travers notre paupière, nous réveille et nous donne l'énergie de démarrer la journée. La mélatonine, elle, est sécrétée dès que le jour baisse.

Pendant des siècles, la vie s'est organisée en fonction de ces fluctuations, mais notre mode de vie a bien changé et aujourd'hui, notre rythme reste le même été comme hiver et n'est plus adapté à nos besoins naturels, au détriment de notre équilibre global.

Les progrès techniques nous ont apporté l'électricité et avec elle la télévision, Internet, les jeux en ligne... Autant d'activités qui se poursuivent bien après la tombée de la nuit. De fait, notre sommeil a diminué d'1 h 30 à 2 heures par nuit, soit 14 heures en moins par semaine. Face aux exigences de nos quotidiens surchargés, dormir est pour beaucoup un défi... voire est considéré comme une perte de temps !

Le sommeil est pourtant fondamental pour notre équilibre psychique, nerveux et physiologique. C'est le moment où le système nerveux autonome s'apaise, où la détoxination naturelle est le plus efficace, et où le corps se répare. Personne ne peut survivre sans sommeil. Il est essentiel pour pouvoir, dans les moments d'activité intense, être au mieux de ses capacités physiques et mentales. Si vous vous sentez fatigué, une cure de sommeil sera indispensable avant et pendant la détox pour optimiser ses bienfaits.

Prenez soin de vous coucher plus tôt, l'idéal étant vers 22 heures. Arrêtez aussi les écrans 2 heures avant le coucher pour permettre à la tension de redescendre, voire remplacez la télévision et l'ordinateur par un bon livre. Apaisé, vous sentirez mieux le sommeil venir et saurez à quel moment éteindre la lumière.

Identifiez vos besoins et respectez-les : huit heures par nuit sont une moyenne. Pour les « petits dormeurs », 5 heures de sommeil peuvent suffire quand les « gros dormeurs » ont besoin de 9 à 10 heures de sommeil. Certains sont plus en forme le matin, d'autres le soir.

Le sommeil est une succession de cinq à neuf cycles de 1 à 2 heures. Au début, il est léger, l'activité de notre cerveau ralentit mais nous sommes encore très réceptifs au bruit et à tout ce qui peut le perturber. C'est le sommeil lent léger.

Puis l'activité de notre cerveau ralentit encore. C'est le sommeil lent profond, indispensable à la récupération physique. Nos tissus se réparent, nos hormones de croissance sont sécrétées (consolidation des os, beauté de la peau) et la détoxination est maximale.

Toutes les 90 minutes environ, survient un type de sommeil particulier : le sommeil paradoxal. L'activité du cerveau est intense, mais le sommeil est très profond et notre corps, presque totalement paralysé. C'est le moment des rêves, essentiels dans la structuration de l'individu. Cette phase permet d'évacuer les tensions nerveuses de la journée.

Un cycle de sommeil est suivi soit par un nouveau cycle, soit par le réveil après une petite période intermédiaire de sommeil lent léger.

Le sommeil lent profond prédomine en début de nuit, d'où l'importance de se coucher tôt. Le sommeil paradoxal est privilégié en fin de nuit. Le signe d'un sommeil suffisant est de se sentir reposé au réveil, et en bonne forme dans la journée.

## La relaxation

Pratiquée chez un naturopathe ou chez vous, elle consiste à faire une pause mentale, allongé ou confortablement installé dans un fauteuil. Une musique douce ou des sons de la nature – il existe des CD adaptés – vous permettront de vous détendre et de revenir à une respiration plus ample et apaisée, qui impacte directement le système nerveux autonome. Respirer pleinement a pour effet de ramener le corps à l'équilibre.

En situation de stress, le processus de rejet du gaz carbonique et des toxines par les poumons ne se fait pas bien, et l'oxygène ne nourrit plus correctement les cellules. C'est ce qu'on appelle l'hypoxie.

L'anxiété et le stress influent également sur le diaphragme, muscle respiratoire fondamental situé entre la cavité thoracique et la cavité abdominale. Dôme souple sur lequel se posent les poumons, il s'abaisse à l'inspir et appuie sur les intestins qu'il masse. À l'expir, il revient à sa position initiale. Le stress diminue l'amplitude de ces mouvements. Il est alors nécessaire de faire travailler à la fois les poumons et le diaphragme au moyen d'exercices respiratoires (voir ci-dessous et *Ouf ! Je respire* d'Yvonne Paire, références en fin d'ouvrage).

### Petit exercice de respiration

Vous pouvez, par exemple, pratiquer l'exercice suivant : inspirez sur six temps, puis expirez sur six temps, sans marquer de pause. Un temps correspond à une seconde. Si votre capacité respiratoire est insuffisante, comptez un temps par demi-seconde. Procédez à six sessions.

La respiration doit venir du fond des poumons et monter jusqu'à leur sommet. Imaginez qu'ils se remplissent comme une bouteille. Cela vous aidera à bien respirer avec le diaphragme.

Vous pouvez faire cet exercice dans la rue en calant votre marche sur votre respiration : six pas sur l'inspir, puis six sur l'expir.

## L'exercice physique

Nous sommes constitués à 75 % de liquides : liquides intra et extracellulaires, lymphe, sang. Le manque de mouvement engendre des stases, sortes de « marécages » créateurs de sensations de fatigue et de lourdeurs dans les membres, voire de douleurs. Nous nous sentons gonflé et mal en point.

Mobilisez vos muscles et vous encouragerez la circulation des liquides du corps. Selon vos besoins, pratiquez plutôt des exercices doux (étirements) ou tournez-vous vers une activité plus intense comme la natation ou la danse.

## Les massages

Les massages non médicaux et les modelages naturopathiques de tout ou partie du corps vont au-delà du simple bien-être. Ils détendent les muscles et tendons et stimulent la circulation des liquides du corps vers le cœur et les émonctoires, ce qui entraîne une meilleure filtration et élimination des toxines.

D'autre part, le contact de la main sur la peau stimule les terminaisons nerveuses qui se rechargent et s'apaisent, envoyant au système nerveux autonome un message de bien-être impactant l'humeur globale.

Les massages naturopathiques sont intéressants parce que profonds. Les massages ayurvédiques, issus de la pratique ancestrale indienne, sont aussi très puissants. Les drainages lymphatiques manuels, qui ont pour but, comme leur nom l'indique, de stimuler le système lymphatique, sont également conseillés dans un programme détox. Les massages de détente, comme le massage californien ou le massage suédois, assurent un apaisement des muscles et du système nerveux mais ne permettent pas un brassage en profondeur. L'idéal reste de s'adresser à un praticien professionnel qui saura s'adapter à votre cure.

## Les techniques réflexes

Si les massages fonctionnent au niveau de la peau, ils ne permettent pas d'atteindre directement les organes comme le cœur, le foie, les reins, les poumons ou le cerveau. C'est l'intérêt des techniques réflexes : se servir de la peau et du système nerveux comme d'intermédiaires.
La réflexologie se pratique sur la plante des pieds (voir *La Réflexologie au quotidien* de Carla Gaspar, références en fin d'ouvrage), au niveau des oreilles et à l'intérieur du nez en des points précis pour détendre ou relancer les fonctions de nos organes-clés. Là encore, un praticien professionnel saura vous accompagner.

## La phytothérapie

Les plantes médicinales possèdent un ou plusieurs principes actifs, tous « toxiques », qui obligent le corps à réagir. Selon la nature du principe actif, l'élimination se fera à travers un ou plusieurs émonctoires.
Le buis, par exemple, contient plusieurs principes actifs toxiques qui entraînent une augmentation des urines ainsi qu'une forte sudation, sollicitant les reins et la peau. La plante seule ne déclenche pas cette sudation, c'est le corps, en l'occurrence à la fois la peau et les reins, qui réagit ainsi pour s'en débarrasser.
La phytothérapie existe dans toutes les sociétés depuis des millénaires. Les plantes potentiellement actives ont été comparées et

### Recette pour une tasse de tisane

Choisissez des plantes en fonction de vos besoins et mélangez-en une pincée de chaque pour obtenir 1 cuillerée à café bombée pour 30 cl d'eau pure. Laissez infuser pendant 10 à 20 minutes. À boire sans sucre ! Multipliez proportionnellement les doses pour un thermos à boire entre les repas.

testées pour pouvoir être utilisées dans la détoxination sans mettre en danger la santé. Mais les plantes dangereusement toxiques sont réservées au pharmacien. Ne sont abordées dans cet ouvrage que les plantes simples à utiliser et sans danger pour l'organisme.

Les formes sous lesquelles vous pouvez trouver ces plantes sont nombreuses. Choisissez toujours, si possible, la plante totale, bien plus intéressante du point de vue de son assimilation et de son action qu'une partie utilisée seule. Pour prendre un exemple, les petites nervures blanches sur les clémentines et les oranges contiennent des flavonoïdes qui permettent une meilleure assimilation de leur vitamine C. Un peu amères, elles sont toutefois suffisamment intéressantes pour ne pas être ôtées. Ainsi, lorsque l'on extrait le principe actif d'une plante, on ne bénéficie plus des composés qui permettent son assimilation, voire son action optimale.

## L'aromathérapie

L'aromathérapie utilise les molécules aromatiques de différentes plantes obtenues par distillation ou par extraction mécanique : essences et huiles essentielles.

### Quelques précautions d'utilisation des huiles essentielles

- Ne pas appliquer sur les muqueuses.

- Tenir hors de portée des enfants.

- Ne pas utiliser chez la femme enceinte ou allaitante sans l'avis d'un médecin.

- Ne pas utiliser pures, mais diluées dans une huile végétale (d'amande douce, par exemple), un gel, de la crème…

Vous pouvez profiter de leurs bienfaits de multiples façons : par voie orale sur un comprimé neutre (vous en trouverez au rayon diététique ou en pharmacie), sur la peau (en application locale ou massage), par olfaction, dans le bain ou par diffusion. À chaque huile essentielle correspondent une utilisation et un mode d'administration privilégié (voir « Se détoxiner aux changements de saison », p. 94-100 et *Mes huiles essentielles* de Laurence Bec, références en fin d'ouvrage).

## L'hydrothérapie

Pratiquée à son domicile ou dans un centre d'hydrothérapie, l'utilisation de l'eau par voie interne et externe se révèle bienfaitrice à de nombreux égards.

### Le bain dérivatif

Il a pour objectif de renvoyer les liquides aux émonctoires en combinant l'action de la fraîcheur de l'eau à celle de la chaleur due à la friction au niveau de l'aine, où se trouvent de nombreux ganglions lymphatiques, et du périnée. Outre l'action fortement dépurative, les graisses mal placées sont mises en mouvement, éliminant cellulite et peau d'orange disgracieuses.

### Le bain dérivatif en pratique

Emmitouflez-vous dans un peignoir et portez des grosses chaussettes. Installez-vous sur le bord de la baignoire ou sur un tabouret dans la douche. L'ensemble de votre corps doit être au chaud à l'exception de votre bas-ventre. Plongez un gant de toilette dans une bassine d'eau froide (20 à 22 °C) et frottez l'aine et le périnée de chaque côté du pubis. Pratiquez cet exercice 10 minutes avant le coucher. Sommeil, teint clair, meilleur transit et bonne santé garantis !

### Le sauna

Il se pratique en Finlande depuis plus de deux mille ans. Intégré à la vie quotidienne, les shamans avaient l'habitude de l'utiliser pour soigner les malades et purifier les corps.

En fait, l'alternance de chaud et de froid dilate puis contracte les vaisseaux, mettant en mouvement l'ensemble du système liquidien vers la peau, qui prend alors en charge l'élimination d'une grande quantité de toxines.

## Le sauna en pratique

Une séance se déroule en trois passages dans la cabine de sauna, d'une durée de 3 à 15 minutes au maximum, chacun suivi par un bain ou une douche froide (20 °C ou moins) et un temps de repos deux fois supérieur au temps passé dans la cabine, allongé dans un peignoir et sous une couette afin de continuer à transpirer.

### Le lavement rectal

Pratiqué depuis des millénaires en Égypte, en Inde, en Afrique et en Grèce, il a autant d'adeptes, enchantés de ses résultats, que de farouches opposants. C'est pourtant un des piliers de la santé naturelle. Son action vise principalement le côlon, organe essentiel dans le maintien de la santé (voir p. 54-55).

À faire une fois par jour à une fois par semaine, en fonction de vos possibilités et de vos choix, sur 15 à 21 jours. Chaque séance dure entre 15 et 25 minutes le matin, à jeun ou le soir, avant le coucher et après un repas léger. Elle peut être suivie d'un bain ou d'une douche chaude. Il faut souvent deux à quatre semaines pour trouver dans la cuvette des toilettes des squames, signes que l'intestin est débarrassé de ses vernis et peaux mortes. Adaptez-en la durée en fonction des résultats et de votre objectif.

### Le lavement rectal en pratique

Introduisez dans le rectum une sonde adaptée reliée à une poche remplie de 1 ou 2 l d'eau tiède additionnée de 1/2 ou 1 cuillerée à café de sel non raffiné. Allongé sur le côté gauche, laissez passer l'eau en massant votre ventre. Plus vous serez détendu, et plus le passage de l'eau se fera facilement. Lorsque la poche est vide, levez-vous doucement et allez aux toilettes. Au début, vous ne pourrez peut-être pas absorber toute l'eau.

**Attention !**

Ne pratiquez pas ce soin en cas d'occlusion intestinale, de syndrome appendiculaire, d'hémorragie, d'intervention chirurgicale de moins de trois semaines, de nécrose par irradiation du côlon, de recto-colite hémorragique non cicatrisée ou de fistules anales graves. Dans le cas de colites, il est essentiel d'être suivi par un médecin.

## Le nettoyage du foie et de la vésicule biliaire

Une des fonctions les plus importantes du foie est la production de bile. Lorsque celle-ci devient trop concentrée, elle commence à durcir, formant des calculs biliaires. Plus la vésicule biliaire en est saturée et plus le fonctionnement du foie est difficile (voir ci-contre).

## Le contrôle cérébral

Notre société présente la réussite et le bonheur comme étant fonction de ce que nous possédons et accomplissons. Les médias présentent ceux qui réussissent comme de « bons » consommateurs hyperactifs.
Nous sommes ainsi constamment à la recherche de quelque chose de plus, et cette quête insatiable nous éloigne de nos vraies valeurs.
Nous ne parvenons plus à vivre dans le présent. Notre mental utilise une énergie phénoménale dont notre organisme aurait besoin pour

# Fiche pratique

## Le nettoyage du foie en pratique

Le soin se pratique sur une semaine. Un nettoyage du côlon la veille du début et deux jours après le soin optimisera les résultats.

**• Cinq premiers jours :**
Buvez en dehors des repas 1 l par jour de jus de pomme bio ou artisanal (sans conservateur, ni sucre ajouté), éventuellement coupé d'eau. L'acide malique du jus de pomme ramollit les calculs et facilite leur évacuation. Une diarrhée peut apparaître, mais elle ne durera pas. Mangez chaud, choisissez une diète hypotoxique et dissociée et préférez les protéines végétales (voir p. 67). Buvez de l'eau à volonté.

**• Sixième jour :**
Mangez léger (compote de fruits non sucrée, jus de fruits et légumes crus, bouillie d'avoine à l'eau, sans sel ni sucre), et n'avalez plus que de l'eau après 14 heures.

À 18 heures, mélangez 4 cuillerées à soupe de sulfate de magnésium (2 sachets de 30 g, en pharmacie) à 720 ml d'eau pure. Le sulfate de magnésium dilate les conduits biliaires. Buvez 180 ml du mélange. C'est amer, vous pouvez utiliser une paille pour plus de facilité et ensuite vous brosser les dents ou vous rincer la bouche avec un peu d'eau citronnée.

À 20 heures, buvez à nouveau 180 ml du mélange.

À 21 h 45, pressez 180 ml de jus d'orange et de citron, enlevez la pulpe. Ajoutez 120 ml d'huile d'olive et mélangez jusqu'à obtention d'une solution homogène.

À 22 heures, buvez ce mélange d'une traite (5 minutes maximum). Couchez-vous immédiatement sur le dos avec un ou deux oreillers pour surélever la tête, ou sur le côté droit en position fœtale. Restez tranquille pendant au moins 20 minutes. L'idéal est de s'endormir. Bien que rares, des nausées peuvent survenir.

**• Septième jour :**
À 6 heures ou 6 h 30, buvez la troisième portion (180 ml) de sulfate de magnésium. Reposez-vous, détendez-vous, ou bougez doucement.

Entre 8 heures et 8 h 30, buvez la dernière portion de sulfate de magnésium.

À 10 heures ou 10 h 30, buvez du jus de fruit frais et mangez quelques morceaux de fruits. Vous pourrez déjeuner une heure plus tard, en choisissant toujours une diète hypotoxique et dissociée sans protéines animales. La reprise alimentaire normale se fera doucement, sur une semaine.

L'envie d'aller aux toilettes peut surgir à toutes les étapes. Les selles seront assez rapidement liquides avec des résidus alimentaires et des petits calculs biliaires. Ils sont en général vert pomme et flottent dans la cuvette. Plus ils sont foncés et plus ils sont anciens. Ils peuvent mesurer jusqu'à 3 cm de diamètre.

mieux se détoxiner. Il existe de nombreuses techniques pour développer notre conscience et notre lâcher-prise.

### La méthode Vittoz

Lors d'état de fatigue ou de tension, nous ne contrôlons plus nos pensées ; difficultés de concentration, trous de mémoire surviennent. Il s'agit alors, au moyen d'exercices simples et pratiques, d'apprendre à revenir à un équilibre entre émissivité (pensée, raisonnement) et réceptivité (notre faculté à percevoir le monde extérieur par nos cinq sens). Cette méthode s'apprend d'abord en face-à-face avec le thérapeute lors de séances de 50 minutes.

### La méditation de pleine conscience ou « *Mindfullness* »

Issue des techniques de méditation hindouistes et bouddhistes, elle est aujourd'hui validée scientifiquement et utilisée dans les hôpitaux. Le principe : recentrer son attention, moment après moment, sans jugement.

## Exercice à faire chez soi

Asseyez-vous confortablement sur une chaise, les deux pieds posés sur le sol ou par terre, le dos droit, sans raideur. Portez votre attention sur votre souffle. Sentez l'inspir qui emplit vos poumons, sentez l'expir qui les vide. Laissez-vous absorber par les sensations de votre corps : la cage thoracique qui se soulève puis redescend, le souffle qui entre et sort... Lorsque votre mental commence à s'éloigner de cette attention au souffle, ramenez-le vers votre respiration. Pratiquez cet exercice autant de fois que possible, de 3 minutes à 20/30 minutes matin et soir.

En mettant en pratique plusieurs de ces techniques au cours de vos cures détox, vous encouragerez le bon fonctionnement de votre corps et de ses processus d'élimination, pour un réel mieux-être.

# Se détoxiner en fonction de son tempérament

Pour un naturopathe, la morphologie est liée au tempérament et à la vitalité de chacun. Très synthétique et simplifié, ce petit guide a pour objectif de faciliter votre orientation vers les techniques de détoxination en fonction de vos caractéristiques physiques personnelles.

## Tempérament lymphatique, constituant principal : l'élément eau

Les personnes au tempérament lymphatique sont des contemplatifs. Volontiers attentistes, ils sont patients et s'adaptent à leur environnement. Leur visage et leur corps sont tout en rondeur. Ils sont sensibles à la chaleur et font de la rétention d'eau. La cellulite s'installe au niveau des cuisses, des bras et sur le ventre.

### Petite histoire de la morphologie

Dès l'Antiquité, les hommes ont constaté un lien entre comportements physiologiques et psychologiques, et type morphologique. Cette approche fut empirique, c'est-à-dire guidée d'abord par l'intuition, et confirmée ensuite par des siècles d'expérience.

Il n'y a pas ou très peu de tempéraments « purs », chacun possédant des caractéristiques de plusieurs tempéraments. C'est le plus marqué qu'il vous faudra prendre en compte. L'approche hypocratique choisie ici distingue quatre tempéraments : le lymphatique, le sanguin, le bilieux et le cérébral.

Ce sont des gourmands. Les abus continuels peuvent fatiguer leur foie, leur vésicule biliaire, leur pancréas et leur estomac. Le manque d'activité associé à leur gourmandise crée des stases dans lesquelles s'accumulent toxines et graisses, provoquant une sensation de fatigue, une transpiration odorante, voire des œdèmes parfois douloureux.

• **L'objectif :** il va s'agir de drainer les liquides du corps via les tissus et les muscles.

• **Les techniques :** sauna, bains dérivatifs, massages, réflexologie plantaire et frictions aromatiques circulatoires, mais aussi drainage des reins grâce aux plantes (en gélules et en tisanes).

## La friction aromatique circulatoire

Mélangez les huiles essentielles (HE) suivantes : lemongrass, géranium bourbon, cyprès sempervirens et menthe poivrée. Comptez 1 goutte du mélange d'HE/2,5 kg/jour. Par exemple, si vous pesez 55 kg, il vous faut 22 gouttes d'HE. Mélangez-les à 3 cuillerées à soupe d'huile végétale de noisette. Appliquez l'huile avec des mouvements circulaires sur les cuisses, le ventre et les bras. Pour un meilleur résultat, vous pouvez d'abord frotter votre peau avec un gant végétal sec.

L'exercice physique à pratiquer régulièrement doit être endurant et plutôt intense. Vous pouvez opter pour la marche rapide, le vélo d'appartement, la natation et des exercices de gymnastique par groupe musculaire. Pour ces derniers, le geste juste est un geste rapide, en conscience et en courtes séquences.

La nutrition, hypotoxique et restrictive, doit vous nourrir suffisamment pour éviter la faim, mais être exempte de graisses cuites et d'aliments raffinés et sucrés. Utilisez un sel de mer non raffiné et ne salez pas plus que nécessaire.

### Petit exercice de gymnastique

Couché sur le côté, le corps droit, les jambes parallèles et le coude replié pour vous soutenir, serrez ventre et périnée et levez une jambe vers le plafond. Faites des mouvements rapides et précis. Pratiquez 3 séries de 12 mouvements de chaque côté avec une pause respiratoire de quelques secondes entre chaque série.

## Tempérament sanguin, constituant principal : l'élément feu

Les personnes de tempérament sanguin donnent une impression de puissance, de densité : la taille est peu marquée, les épaules et les hanches de même largeur, le buste épais et massif, les membres puissants et plutôt courts. Ils peuvent flirter avec l'embonpoint.

Joviaux et sociables, ils aiment la vie et se faire plaisir, sont prompts à faire rire et défendent leur point de vue avec assurance et autorité. L'exagération et l'emportement sont dans leur tempérament. Leur point faible : un sang trop épais, trop gras, avec des dépôts potentiellement dangereux au niveau des veines et des artères, de l'acide urique, un taux sanguin élevé de triglycérides et de cholestérol. Ils ont des soucis de circulation (jambes lourdes, hémorroïdes) et une acidité de l'estomac qui gêne le sommeil.

• **L'objectif :** il va s'agir de drainer le fluide sanguin en veillant à ce que votre système circulatoire soit souple et tonique.

• **Les techniques :** diètes restrictives et hypotoxiques pour des apports moins riches en protéines, sucres raffinés, alcool, café et thé, avec comme résultat une meilleure digestion et une plus grande fluidité du sang. Le foie sera encouragé, les reins également. Séances de sauna pour soulager les reins.

Exercices physiques d'endurance : musculation, course à pied fractionnée (5 minutes de course rapide, 5 minutes de marche à pied), travaux au grand air (jardinage, construction), natation, vélo.

## Tempérament bilieux, constituant principal : l'élément air

Le corps est longiligne, musclé, les épaules bien dessinées et la taille fine. Les membres sont longs et fermes. Le visage, plus fin à la base, est marqué par des pommettes bien dessinées. Il se dégage de ces personnes une impression de puissance, de volonté et de force.

Décidés, ils prennent volontiers les commandes et aiment contrôler. L'impatience, l'exigence et l'orgueil les guettent. Le mental accapare l'énergie. Le foie et la vésicule biliaire en souffrent, nausées ou lourdeurs apparaissent suivies d'une forte sensation de fatigue. Les affections respiratoires (allergies saisonnières, sinusites, écoulements, rhumes) sont coutumières.

• **L'objectif :** pour vous, une détoxination du foie et de la vésicule biliaire sera indiquée.

• **Les techniques :** des cures régulières, aux changements de saison et après des fêtes, sont recommandées. Pratiquez conjointement une diète hypotoxique et dissociée, et une journée de monodiète tous les quinze ou trente jours. Dérivez les toxines vers les poumons et/ou la peau.

Exercices respiratoires, sauna, bains dérivatifs et bains aromatiques, réflexologie plantaire, massages et cures de soleil vous feront le plus grand bien. L'exercice physique peut vous aider (course à pied fractionnée, natation, danse, vélo d'appartement ou de plein air, cardiotraining). Soignez votre sommeil et relâchez votre mental en pratiquant la méditation de pleine conscience.

## Tempérament cérébral, constituant principal : l'élément terre

Les personnes de tempérament cérébral sont petits, fluets. Les épaules sont peu larges et le buste plat. Les membres sont fins, longs et grêles. Le front peut être plus important que le bas du visage qui est fin.
Ils dégagent une impression de fragilité. Le cerveau et le système nerveux prédominent. Ils ont des capacités intellectuelles indéniables avec un vif esprit d'analyse mais sont sujets à la rumination mentale et à l'émotivité.

- **L'objectif :** il va s'agir d'apaiser le système nerveux afin qu'il lâche prise et que le système parasympathique puisse reprendre son travail de détoxination.
- **Les techniques :** les exercices respiratoires vous aideront, ainsi que la méditation de pleine conscience ou la méthode Vittoz.

L'activité physique doit être douce et lente. Préférez un travail focalisé sur le centre du corps comme la méthode Pilates (musculation abdominale et lombaire), la gymnastique douce ou la marche nordique. Pensez à la marche dans la nature pour ses bienfaits alcalinisants. Le but recherché est d'augmenter la masse musculaire, contrepoids du système nerveux, en évitant l'acidose due aux exercices trop intenses.
Pour un sommeil de meilleure qualité, privilégiez des apports alimentaires riches en nutriments qui assurent une bonne minéralisation, en petites quantités, très digestes. (Diète hypotoxique dissociée type 80/20.)
On soutiendra le foie et dérivera la détox sur l'ensemble des émonctoires pour plus de douceur. Soyez particulièrement attentif à votre état de fatigue. Peut-être faudra-t-il débuter par une cure de revitalisation avant la cure de détoxination.

# Se détoxiner aux changements de saison

Le grand ménage de changement de saison se faisait traditionnellement dans toutes les demeures, au début du printemps pour préparer l'année à venir et à la fin de l'été en vue de l'hiver. Il s'agit de faire de même pour notre autre maison : le corps, afin de nettoyer l'organisme des conséquences de son activité passée et de le préparer à la saison prochaine.

## Cure de printemps

Entre la mi-février et la mi-mars : 21 jours de cure pour accueillir l'énergie du printemps.

• **Objectifs :** épuration des toxines accumulées pendant l'hiver et soutient des fonctions immunitaires afin d'éviter les grandes fatigues et les gros rhumes fréquents à ce moment.

### Détoxinant général

Il agit sur l'ensemble des émonctoires et sur la régénération de l'organisme. Au choix :

• **Sève de bouleau fraîche.** En pratique : 21 jours de prise à raison de 2 verres par jour, à boire avant les repas. Récoltée entre fin février et fin mars, la sève du bouleau blanc est utilisée depuis des millénaires.

• **Propriétés :** elle stimule le foie et aide à diminuer le taux sanguin de cholestérol, agit sur les reins en activant la diurèse et l'élimination des déchets organiques, améliore les troubles de la peau (eczéma, dartres, couperose…) et a une action fortifiante et régénérante. C'est un très bon anti-inflammatoire et analgésique. Elle a également pour effet bénéfique de favoriser l'amincissement, d'éviter la rétention d'eau et de favoriser par conséquent l'élimination de la cellulite.

• **Aubier de tilleul.** En pratique : 21 jours de cure. Préparez une décoction : mettez 3 ou 4 bâtonnets dans 1 l d'eau froide, portez à ébullition puis laissez à feu doux pendant 15 à 20 minutes. La décoction obtenue doit être bue dans les 24 heures, chaude ou froide, de préférence entre les repas. L'aubier de tilleul existe également en ampoules et en extrait végétal phyto-concentré.

• **Propriétés :** draineur global, draineur des voies urinaires et biliaires, régulateur de la circulation sanguine, hypotenseur et antispasmodique. Puissant dissolvant de l'acide urique, il lutte contre la goutte, la sciatique, le lumbago, les affections rhumatismales, l'urée, le cholestérol, le diabète... Diurétique, il diminue la rétention d'eau et gomme la cellulite, évite les calculs rénaux et facilite leur élimination. Il contribue à la perte de poids.

• **Plasma marin.** En pratique : 21 jours à raison de 2 ampoules à jeun chaque matin. On le trouve sous deux formes : isotonique, qui ne présente aucune contre-indication et est particulièrement recommandée pour les personnes âgées, les personnes très tendues, cardiaques et/ou souffrant d'insuffisance rénale ; hypertonique, quatre fois plus concentrée et très efficace contre la fatigue en fin d'hiver.

Le plasma marin est de l'eau de mer recueillie en profondeur, préservée de la pollution, filtrée et stérilisée selon un protocole précis, puis allongée d'eau pure. Il contient tous les minéraux et oligoéléments présents dans notre plasma sanguin, donc rapidement assimilables, dont l'organisme a besoin pour se régénérer.

• **Propriétés :** depuis plus de cent ans, il est reconnu comme antioxydant, anti-âge, dépurateur et reminéralisant.

### Diététique et nutrition

Pratiquez une diète hypotoxique et dissociée, accompagnée d'un apport régulier de jus de légumes crus (voir p. 73-74). Pour encourager les reins, buvez plus et privilégiez les antioxydants (canneberge ou grenade en jus ou gélules). Le thé vert est aussi intéressant à condition de le prendre loin des repas.

- **Première semaine**

Buvez au minimum 6 verres d'eau de source pure par jour. Évitez l'alcool autant que possible. Diminuez votre consommation de café et préférez-lui des tisanes drainantes.

- **Déjeuner :** diminuez les apports de légumes farineux (pomme de terre, petits pois...) et augmentez les autres légumes. Consommez toujours un aliment comprenant des protéines, grillé, cuit à la vapeur ou au court-bouillon.
- **Goûter :** préférez les fruits frais ou cuits sans sucre ajouté, les fruits secs (figues, ananas, mangues, abricots, raisins...) et les oléagineux (noix, noisettes, amandes...).
- **Dîner :** préférez des féculents complets, bio de préférence, et des légumes cuits.

- **Deuxième semaine**

Supprimez les féculents au repas de midi et limitez les protéines au poisson ou à la volaille. Consommez des légumes cuits et crus à volonté. Si vos intestins sont sensibles, augmentez la proportion de légumes cuits et prenez les crudités sous forme de jus. Supprimez l'alcool.

- **Troisième semaine**

Même rythme que pour la première semaine.

### Phytothérapie

Buvez des tisanes drainantes trois ou quatre fois par jour.

- Drainage basique : reine-des-prés, orthosiphon, pissenlit.
- Éliminer l'eau en excès : chiendent et feuilles de bouleau.
- Diurétique : frêne, queues de cerise, fleurs de bleuet et feuilles de sureau.
- Élimination des poches sous les yeux : queues de cerise, jus de bouleau, pissenlit et solidago.
- Drainage global : choisissez des plantes de chacune des familles ci-dessus et faites-les infuser en mélange.

Pour retrouver un teint clair, commencez la journée avec une tasse d'eau chaude additionnée du jus d'un demi-citron frais. Aidez votre foie avec des gélules de chardon marie, chardon béni, desmodium, et des tisanes ou des ampoules d'extrait de romarin. Si vous vous sentez suffisamment en forme, ajoutez de l'extrait de radis noir et d'artichaut.

### Aromathérapie

Relaxez-vous dans un bain aromatique à l'huile essentielle de térébenthine, une à trois fois par semaine. Remplissez à moitié la baignoire d'eau chaude. Mélangez 40 gouttes d'HE à une base conçue pour les bains aromatiques ou à un gel douche. Asseyez-vous dans le bain puis versez le contenu du verre sous le robinet. Respectez bien cet ordre. Laissez l'eau parfumée vous détendre entre 10 et 20 minutes. Vous pouvez ressentir des picotements, sans danger pour la peau. Ce bain est remarquable en cas de fatigue ou de début de rhume.
Vous pouvez aussi diluer 2 gouttes d'huile essentielle de pin sylvestre dans 1 cuillerée à soupe d'huile végétale que vous appliquez après le bain ou la douche sur la poitrine et le dos pour fluidifier les mucosités et dégager les voies respiratoires.
Pour les douches, privilégiez l'eau froide des chevilles au bassin. Dans un premier temps, vous pouvez alterner chaud et froid, cinq fois à chaque douche ou en fin de bain.

### Exercice physique

Déplacez-vous en vélo, en rollers ou à pied. Allez constater l'arrivée du printemps dans les parcs et forêts avoisinantes par une marche rapide. Montez les escaliers sur la pointe des pieds, en serrant les muscles fessiers, le périnée et le ventre. Investissez dans des poids de chevilles, de 250 g à 1 kg, pour faire travailler les grands muscles et encourager la circulation. Continuez ou reprenez l'exercice en salle, selon votre tempérament.

## Cure d'été

Entre juillet et août : 21 jours de cure pour faire le plein de soleil (normalement !) et de sa vitamine D.

Il ne s'agit pas de faire le lézard en plein soleil ! Privilégiez le mouvement entre 9 et 12 heures et entre 16 et 20 heures. La transpiration protège la peau des rayons UV agressifs : vélo, marche rapide, nage, exercice physique adapté à votre tempérament. Si vous en avez la possibilité, les bains de mer et de rivières sont remarquables. Aux heures chaudes, la sieste est souveraine.

Continuez à consommer des fruits et légumes crus pour leurs vertus antioxydantes protectrices des tissus, leurs enzymes et leurs vitamines. Privilégiez les grillades et oubliez le pain. Modérez les barbecues, la cuisson sur braise génère des glycotoxines.

Faites le plein d'énergie vitale ! C'est la saison idéale pour débrancher le téléphone, l'ordinateur et... le mental ! Apprenez à paresser. Faites une cure de sommeil, sans oublier la sieste, à l'ombre des persiennes closes ou sous les feuilles des arbres.

Si vous travaillez tout l'été, profitez tranquillement de la ville désertée ! Les festivités estivales lui donnent un air de vacances. Déjeunez en terrasse et faites une sieste éclair sur l'herbe !

## Cure d'automne

Entre septembre et octobre : 21 jours de cure pour préparer le système immunitaire à l'arrivée de l'hiver. Désintoxication et dynamisation sont les mots-clés de la cure d'automne ! Drainez le foie, soutenez les reins, stimulez les intestins.

### Diététique et nutrition

Pratiquez une diète hypotoxique et dissociée et/ou une monodiète de raisin, qui revitalise, draine le foie et a des effets très positifs sur le transit, le sommeil, la peau, le poids et même le cholestérol. Privilégiez le Chasselas blanc et le Muscat blanc ou noir, l'Italia est déconseillé car sa peau est épaisse et abrasive pour les intestins. Faites cette cure sur une journée (si vous avez froid, vous sentez faible et avez faim) ou plus si votre vitalité est bonne. Consommez de 1 à 3 kg de raisin par jour, avec la peau et les pépins, à raison d'un repas toutes les 2 ou 3 heures. Le raisin bio est préférable, mais vous pouvez également manger du raisin traité, bien lavé. Lors d'une cure de plusieurs jours, la reprise alimentaire devra se faire en douceur afin de bénéficier le plus longtemps possible des bienfaits de la détox. Suivez une diète hypotoxique et dissociée pendant un temps correspondant à la moitié du temps de cure.

Dans l'assiette, priorité aux brassicacées, riches en composés soufrés qui stimulent les effets de la phase 2 de détoxication : choux, navets, radis, cresson. Le brocoli contient un inducteur des enzymes hépatiques de détoxination et agit également comme antioxydant. Pissenlit, oignon, ail, sauge et thym, fleurs de bourrache et de capucine, chicorée sauvage et huile d'olive sont également à mettre au menu, de préférence crus.

Une goutte d'huile essentielle de carvi, de menthe pouliot, de céleri ou de fenouil, seule ou en mélange, dans l'huile d'assaisonnement ou sur un comprimé neutre (vendu en pharmacie ou dans les boutiques diététiques) trois fois par jour au milieu du repas, aura un effet souverain sur votre digestion.

### Phytothérapie

La fumeterre, en tisane ou en gélules, est la plante dépurative par excellence. Diurétique, laxative, régulatrice de l'évacuation de la bile, elle permet de nettoyer la peau et d'éclaircir le teint.

L'ail a les mêmes propriétés et c'est également un désinfectant intestinal et pulmonaire, un stimulant du système immunitaire et un antimycosique cutané. Idéal pour préparer l'hiver ! Il existe des gélules d'ail « désodorisé » pour éviter les inconvénients olfactifs. Consommez aussi des plantes amères qui agissent sur les cellules hépatiques et la vésicule biliaire : romarin, chardon marie, épine-vinette, artichaut, radis noir. Préférez les extraits fluides, pour la qualité de leurs principes actifs, ou, à défaut, les plantes totales séchées ou en gélules. Les tisanes de romarin sont excellentes.

## Cure d'hiver

Entre fin novembre et l'installation du printemps. Le but : une revitalisation globale. On soutient le foie et on essaie d'éviter la macération alimentaire.

Faites circuler les liquides du corps avec de l'exercice physique, qui permet aussi une activité respiratoire intéressante, et détendez les muscles et les nerfs par des massages.

Dans l'assiette, préférez du chaud : soupes, légumes en purée, à l'étouffée... et consommez à volonté des oléagineux, des fruits secs et des légumineuses. Une monodiète par semaine ou par quinzaine permet de reposer le système digestif et assure un regain de vitalité.

Couchez-vous tôt, paressez avec un bon livre sous la couette ou au coin du feu. Freinez la course quotidienne au maximum et adoptez la « marmotte attitude »... jusqu'aux beaux jours !

**Pilier de la cure d'hiver : l'hydrothérapie.**

Le soir au coucher et le week-end, posez une bouillotte au niveau du foie sur un linge humide, une vingtaine de minutes. Prenez des bains chauds aromatiques avec des sels de la mer Morte ou des huiles essentielles apaisantes (ylang-ylang, orange douce, petit grain bigarade, géranium bourbon) toujours mélangées à une base, à verser dans l'eau du bain après s'être assis dedans. Détente garantie !

Préparez-vous des tisanes de thym, protectrices des voies respiratoires et soutien du système immunitaire.

# Se détoxiner en toute occasion

La détox vous accompagne toute l'année grâce aux cures de changement de saison. Mais elle est également votre alliée plus ponctuellement. Soirées arrosées, repas festifs, soins médicaux lourds... mettent l'organisme à rude épreuve. Ramenez-le sur le chemin de l'équilibre !

## Les lendemains de fête

« Gueule de bois », lourdeurs... Contre les nausées, une goutte d'huile essentielle de menthe poivrée sur un comprimé neutre fera merveille. Pour le foie, buvez de l'eau chaude citronnée ou prenez 1 goutte d'huile essentielle de citron sur un comprimé neutre, ou dans 1 cuillerée à café de miel, deux ou trois fois par jour.

Mangez léger et dissocié. Les jus de légumes crus sont de vrais alliés. Une balade en plein air, loin du bruit, et vous voilà requinqué !

## Après les fêtes de fin d'année

Le chardon marie, ami du foie, le soutient sans faillir grâce à deux ou trois gélules à prendre après un gros repas et le lendemain matin. Il vous rendra également service en cas de migraine après un repas trop lourd et trop sucré.

1 h 30 à 2 heures après un repas copieux, allongez-vous sur le côté droit, pendant 20 minutes environ, pour permettre à votre estomac de bien se vider. Une bouillotte aidera votre foie à se désengorger.

Buvez du bouillon de légumes sans féculents.

Préparez-vous des tisanes digestives : anis, badiane, réglisse, fenouil, verveine et cardamome. Faites infuser 1 cuillerée à café de ce mélange

dans une grande tasse d'eau chaude, trois fois par jour. 1 goutte d'huile essentielle de romarin à verbenone sur un comprimé neutre vous apportera encore plus de légèreté.
En cas d'acidité de l'estomac ou de remontées acides, mélangez ½ cuillerée à café (non métallique) d'argile blanche à un peu d'eau et buvez la préparation avant de vous coucher.

## Lors d'une grippe

Pratiquez une diète hypotoxique et dissociée, sans protéines. Buvez beaucoup, surtout des boissons chaudes. Reposez-vous au maximum ! Si vous travaillez, couchez-vous le plus tôt possible. Plus vous permettrez à votre corps de se remettre, moins le temps de congestion durera.
L'hydrothérapie est votre alliée avec le bain hypercalorique. Préparez un bol d'eau froide et un gant de toilette ou une serviette. Posez-les au bord de la baignoire. Remplissez celle-ci à moitié d'une eau à température agréable, et glissez-vous dedans. Laissez couler l'eau en augmentant franchement la température pour créer une «fièvre artificielle ».
Lorsque la chaleur devient trop forte, fermez le robinet. Videz le bain ou sortez-en avec le gant humecté d'eau froide sur la tête pour éviter d'avoir des vertiges. Enveloppez-vous dans un peignoir ou une serviette chaude et couchez-vous pour laisser la transpiration faire son travail.
Encouragez les écoulements avec des onctions d'huiles essentielles adaptées à l'inhalation (ravintsara, eucalyptus radiata, eucalyptus globulus, menthe poivrée, romarin officinal, melaleuca leucadendron) mélangées à une huile végétale (amande douce, millepertuis, olive). Pour les dosages, voir p. 90. Appliquez l'huile sur la peau chaude, après le bain, pour une efficacité maximale.

## Après une médication importante ou la pose ou dépose d'amalgames dentaires

Les algues Chlorella, associées à l'ail des ours et à la coriandre (en gélules de plantes sèches, en extrait de plantes fraîches ou en teinture-mère), aident l'organisme à évacuer métaux lourds et xénobiotiques par la peau, la respiration, les selles et l'urine. Ajoutez de fortes doses (2 g/jour minimum) de vitamine C naturelle pour son effet antioxydant. Faites cette cure quelques jours par mois, sur plusieurs mois. Accompagnez-la de séances de sauna.

### Mise en garde

La Chlorella a une propriété déchélatrice, c'est-à-dire qu'elle détache les métaux et minéraux toxiques, mais aussi les autres... Pour compenser ces effets, accompagnez la cure de compléments riches en minéraux et métaux (fer, calcium, magnésium). La spiruline, une algue que vous trouverez sous forme de poudre ou de gélules, en contient à hautes doses.

Pour lutter contre les radicaux libres (voir p. 28), consommez sans modération légumes et fruits crus entiers ou en jus. Le sélénium, que vous trouverez en abondance dans la spiruline, joue également un rôle important à cet égard.

Le corps doit aussi recevoir des apports conséquents de vitamines B2 et E, et surtout de soufre (voir p. 46). La taurine, la méthionine et la cystéine sont des acides aminés soufrés essentiels que vous trouverez sous forme de compléments dans les pharmacies et les boutiques diététiques.

Consommez à volonté :

- des légumes riches en composés soufrés (chou, brocoli, navet, radis, cresson) ;

- de l'ail et du radis noir ;
- des fruits rouges, pour leur acide élagique, puissant antioxydant hépatique, et pour stimuler la production de glutathion ;
- du curcuma, qui contribue à la synthèse et l'évacuation de la bile et a des vertus antioxydantes et anti-inflammatoires. À prendre en gélules pour plus d'efficacité ;
- de la réglisse, qui agit sur les deux phases de la détoxination et a un effet protecteur du foie. En tisanes, c'est délicieux !

D'autres plantes viendront soutenir le foie, seules ou en mélange.

- Le romarin, antioxydant, anti-inflammatoire et hépato-protecteur (qui protège le foie). Dans les plats, en tisanes et extraits de plantes.
- La racine de pissenlit en gélules et extraits de plantes. Elle augmente la sécrétion de bile et facilite son évacuation.
- L'extrait de feuilles de romarin complète la racine de pissenlit en stimulant le système hépato-biliaire.
- La desmodium adscendens est utile dans le traitement curatif des affections hépatiques sévères (hépatite virale ou toxique, cirrhose, lésions hépatiques). Elle favorise la régénérescence et la protection des cellules hépatiques. Dose : de 600 à 1 200 mg par jour. Pour certains, 600 mg suffisent, pour d'autres, non. Soyez à l'écoute de vos besoins.
- Le chrysanthellum, riche en flavonoïdes et saponosides, est hépato-protecteur. Il accroît la sécrétion biliaire et stimule le système digestif Dose : de 1 200 mg à 2 400 mg par jour.
- Le chardon marie commun contient différents flavonoïdes. Il régénère les cellules du foie. Son activité antioxydante neutralise les radicaux libres et maintient les niveaux de glutathion. Il a une action drainante et désintoxicante tant au niveau du foie qu'au niveau biliaire. Ses vertus : régénère les cellules du foie, antioxydant, drainant et désintoxicant du foie et de la vésicule biliaire.

## Soutenir la fertilité

L'infertilité, en hausse constante, touche aujourd'hui 18 à 24 % des couples français. Elle serait due à la dégradation de la qualité de notre environnement et amène de plus en plus de couples à recourir à la procréation médicalement assistée. Que vous puissiez faire un bébé naturellement ou que vous soyez dans la nécessité de recourir à une procréation médicalement assistée, il est essentiel que votre « terrain » soit propice à la conception et à la gestation. Pour cela, une cure de détoxination est fortement indiquée.

Diète hypotoxique et dissociée, monodiète, cure de jus de légumes crus... La pratique de la naturopathie a démontré que des apports hautement nutritifs, associés à une complémentation adaptée aux besoins de la future maman, augmentaient fortement les chances de grossesse.

Les bains dérivatifs ou le sauna peuvent être intéressants, dans le respect des précautions médicales évidemment.

Associez à votre cure des techniques de relaxation et de pensée positive. Évacuez stress et pensées parasites.

Une analyse de sang appelé « bilan préconception » vous donnera des informations précises sur les compléments à apporter à votre organisme afin qu'il soit dans les conditions optimales pour créer la vie.

# Conclusion

Notre monde moderne peut ressembler à un univers pollué et toxique : il n'en est pas moins la réalité dans laquelle nous vivons. Nous avons tous, d'une certaine façon, une part de responsabilité dans cette situation... Mais également les moyens, de façon individuelle, par notre prise de conscience et nos actions quotidiennes, d'influer sur le cours des choses. Et ce, en étant des consommateurs vigilants et responsables et en nous posant les bonnes questions : quels sont nos essentiels ? Dans quel monde avons-nous envie de vivre ? Et si notre santé était notre priorité ? Comment vivre au mieux dans ce monde-ci ?

Nous nous sentons parfois bien impuissants devant la gigantesque force en marche qu'est la société de consommation. Il est bon, alors, de se rappeler que chacun représente comme une petite étincelle de sagesse. Plus nous sommes nombreux à prendre conscience de l'urgence de changer nos habitudes, plus ces étincelles formeront une vague lumineuse importante.

La détox s'adresse, nous l'avons vu, à chacune de nos cellules, certes, mais aussi à nos modes de penser et d'agir. Lorsque l'on débute sur ce chemin du mieux-vivre, on a du mal à revenir en arrière. On se sent bien et en accord avec soi-même, on nous fait des compliments sur notre teint, notre belle énergie et l'absence de maladies qui affectent tant de monde autour de nous. On se sent responsable et fier d'être acteur de sa santé. En bref, on devient autonome. C'est un joli cadeau à se faire.

Je vous souhaite de vous amuser chemin faisant et de briller aussi.

# Index

# L'auteur

Praticienne de santé naturopathe issue de l'institut Alain Rousseaux, Sophie Schlogel est installée en cabinet à Paris et à Aix-en-Provence. Elle travaille en association avec une équipe de professionnels médecins et non médecins. Sa pratique s'appuie sur une vision globale de l'être, une optimisation de la relation corps-esprit et intègre à la fois les techniques naturelles ancestrales et les apports de la science moderne. Elle a publié de nombreux articles, notamment dans *Santé intégrative*, *Elle*, *Avantages* et *Profession thérapeute*. Elle enseigne dans deux écoles de naturopathie, Æsculape et Isupnat.


# Remerciements

Je remercie Alain Rousseaux pour sa transmission extraordinaire de tant de richesses naturopathiques.

Je remercie mon père, pour sa rigueur professionnelle, médicale, et nos conversations qui m'ont encouragée à approfondir mes recherches et clarifier mon propos.

Je remercie mon mari pour son soutien et sa confiance et nos nombreux enfants pour leur patience...

À G., comme « grâce », j'adresse toute ma gratitude.